卫生健康职业教育校企合作创新教材

教育学基础

（供公共管理与服务大类、卫生类家政服务相关专业用）

主　编　马若璇

副主编　程甜甜　何素霞

编　者　（以姓氏笔画为序）

马若璇（广东江门中医药职业学院）

李运兴（广东江门中医药职业学院）

何素霞（广东江门中医药职业学院）

陈晓雯（广东江门中医药职业学院）

陈嘉忻（广东江门中医药职业学院）

胡健华（广东江门中医药职业学院）

容细女（广东江门中医药职业学院）

程甜甜（广东江门中医药职业学院）

中国健康传媒集团

中国医药科技出版社

内容提要

本教材是"卫生健康职业教育校企合作创新教材"之一。本教材共六章，内容主要包括教育学的研究与历史发展、教育的本质、教育与人的发展、教育的主要形态、教育理论、当代中国教育等多个方面。本教材总结了中西方教育学思想，将理论知识与实际教学实践相结合，体现了国内外教育学最新研究成果的融合；本教材适当融入课程思政和传统文化的内容，具有较强的启发性和可操作性。此外，教材风格简洁明了，对学生和从业者都非常实用。

本教材供公共管理与服务大类、卫生类家政服务相关专业用。

图书在版编目（CIP）数据

教育学基础 / 马若璇主编. —北京：中国医药科技出版社，2023.8

卫生健康职业教育校企合作创新教材

ISBN 978-7-5214-4112-3

Ⅰ.①教⋯ Ⅱ.①马⋯ Ⅲ.①教育学－职业教育－教材 Ⅳ.①G40

中国国家版本馆CIP数据核字（2023）第159826号

美术编辑 陈君杞

版式设计 南博文化

出版 **中国健康传媒集团** | 中国医药科技出版社

地址 北京市海淀区文慧园北路甲22号

邮编 100082

电话 发行：010-62227427 邮购：010-62236938

网址 www.cmstp.com

规格 787×1092mm $\frac{1}{16}$

印张 7

字数 164千字

版次 2023年8月第1版

印次 2023年8月第1次印刷

印刷 北京市密东印刷有限公司

经销 全国各地新华书店

书号 ISBN 978-7-5214-4112-3

定价 **49.00元**

获取新书信息、投稿、为图书纠错，请扫码联系我们。

前言

　　本教材根据家政服务类专业的高职高专学生专业水平和教育教学实践需要，系统地介绍了教育学的基础知识和基本理论，增强学生对教育学整体构架的认识和对教育问题的分析能力和解决问题的能力，促进教育能力的全面提高和实践水平的深化。本教材的主要特点在于以下几点。

　　1.注重系统性和科学性，将中西方教育学基础的内容进行系统性和科学性的分析和阐述，帮助学生了解教育学基础知识的组成结构，全面掌握教育学基础的理论和实践。

　　2.注重实用性和经验性，将理论知识与实际教学实践相结合，理论部分着重介绍教育学基础的基本概念和基础理论，实践部分强调教育实践对教育学基础的重要性和必要性，具有较强的启发性和可操作性，让学生在实践中不断提升理论与实践的有效结合，提高实践能力。

　　3.注重全面性和前瞻性，全面展示教育学基础的核心内容，并站在前沿，具有前瞻性的视角，用发展的眼光看待当代我国教育事业发展趋势，增强学生对我国当代教育事业的自豪感和使命感。

　　本教材编写过程遵循系统性、科学性、实践性、全面性和前瞻性原则，并适当融入课程思政和传统文化的特色，注重培养学生对于传统文化的理解和把握，增强学生弘扬中华传统文化意识以及对于教育事业的追求。

　　由于编者水平有限，加之教育学理论知识不断创新和发展，编写工作难免存在不足之处，希望广大读者予以批评指正。

编　者
2023 年 4 月

目录

第一章　教育学的研究与历史发展

学习目标

1.掌握教育学的研究对象；常用教育学的研究方法；教育学的产生和发展过程及其四个阶段。

2.熟悉各种研究方法的优点和不足以及各种研究方法的适用情况；教育家兴起与发展的各个时期、各个流派中的主要代表及教育思想。

3.了解教育学的起源与发展历程；世界上不同国家的教育学发展历程；不同国家的教育学思想；不同类型的教育学派之间的相互借鉴、取长补短、合作共赢的思想。

本章的内容主要包括三个方面，一是要对教育学的研究对象进行确定，二是要对教育学中常见的研究方式进行全面的认识，三是要对教育学的萌芽阶段、教育学的独立形态阶段、教育学的多元化发展阶段和当代教育学的深入发展阶段进行全面的认识，并对教育学的各个发展阶段进行详细的介绍和归纳，同时还会对在每一个阶段中，具有不同流派的教育学的代表作品和教育学观点进行阐述。

第一节　教育学的研究对象

在进行科研工作的过程中，首先要做的就是要确定好自己所要进行的是什么样的工作，只有这样，才能让科研人员能够将注意力集中在自己所要研究的问题上，从而提升科研工作的效率和质量。每一种学科都有自己的研究对象，唯有对其产生清晰的认识，方能进行有效的研究和归纳，才能发现本质、规律，并进行深入的分析和归纳，从而达到高效的研究，并逐渐构建成较系统的学科理论知识。

因此，明确教育学的研究对象，才能进一步深化教学内容，更好地了解和把握教学的实质与发展，为实践提供指导，并在理论研究的基础上，结合实际情况，制定出更加科学、有效的教育策略和方法。对教育学的研究目标进行清晰的界定，可以促进教育的发展与变革，对教育的实质与发展的规律进行深入的研究与剖析，能够使我们更好地理解并处理好目前教育工作中出现的一些问题，从而为教育的发展以及创新带来一定的科学依据与实际指导。同时，也有助于我们对教学的认识、掌握与运用，进而推动教学工作的开展与发展。

教育学是对教育现象和问题的研究，它揭示教育的本质和规律，探索教育的价值和艺术。教育学的研究对象十分广泛，它包括了教育的各个方面，旨在通过研究，深刻认识到教育的问题，从而提高教育质量。主要研究对象包括以下几项。

教育目标：研究教育所追求的最终结果，涉及到人的整体性发展、知识技能的掌握、价值观念的形成等方面。

教育内容：研究教育所传授的知识、技能、态度和价值观等方面的内容。

教育过程：研究教育过程中的各种因素，例如教学方法、教学环境、教学材料等。

教育组织形式：探讨各类教学组织形式及教学模式的设置与运作。

教育政策：研究教育政策的制定和实施过程以及教育政策对教育现实的影响。

教育环境：研究教育环境的影响因素，例如社会文化、经济、技术等。

教育行为：以教师的教学行为、学生的学习行为、家长的参与行为等为研究对象。

教育成果：指对教学结果的调查，比如学生的学习成绩、学生的人格发展等。

教育心理学：研究教学中涉及到心理要素，包括认知、情感、动机等。

此外，还要对政治、经济、文化、社会等方面进行分析。在此基础上，对教育改革、教育政策、教育评估等方面提出了更高的要求，以期进一步提升教育的品质与水准，推动教育的可持续发展。

一般而言，教育学是以培养、指导、规范人的活动与发展为核心的，是以培养什么人以及如何培养人为核心的。对教育问题的理性认识，是促进教学科学发展的重要因素。对于相同的问题，人们有各种不同的看法，也就有了各种教育理论、教育学派。最后，揭示指出学校教学活动的规律性，学校教学活动的特点。中国的传统的教育理念，大多是从对各种现象、问题进行规律性的归纳而得来的。

教育学的主要目的，就是通过对教育现象和问题的分析，来澄清教育的基础科学，发现教育的根本规则，探索教育的价值观，将教育的原理和实际联系起来，为教育的理论和实际工作提供科学的依据和方法上的指引，从而使教育的整体水平得到提升，为社会培育出更多的合格人才。

教育学的作用主要表现为：一是推进教育发展，教育学研究有助于发掘教育的内在规律和发展趋势，运用特定的语言与概念，找到适当的阐释方法与合乎情理的推理，从而对教育问题做出科学的阐释，从而推动教育的发展与变革。二是为了提升教学品质，通过对教学内容的学习，能够为教学人员在教学中的应用，从而对教学内容进行全面的思考，并运用教学原则与理论对教学内容进行研讨，从而使教学品质得以提升。三是对教育的内涵进行了充实，通过对教育的特征、目标以及教育的具体内涵进行了深入的剖析，从而对教育的具体方案进行合理的规划。四是提高教师素质，教育学研究可以促进他们深刻理解教育活动，提高他们的自我反思和发展能力，通过认识、学习和运用教育规律，掌握科研的基本理论和方法，提高教师专业水平和素质。

在对教育学的研究对象进行准确把握的基础上，必须弄清两方面的问题。

第一，教育学与教育实践是不同的。教育学要借助前人的教育经验与实践，而又与对教育的总结不同。单纯的教学经历倾向于片面、支离破碎和情绪化。相对于教育经验而言，教育学更关注在教育实践中，在不同的情况下所隐藏着的原则和规则。更重要的是通过理论和实证研究，探索和发现教育的本质和规律，在教学活动中，对教学活动进行高效的方式与技能的发掘与提取，从而为教学活动的开展，带来更为科学的指导与支撑。

第二，教育理论与教育方针和政策也不完全一样。教育方针和政策强调要达到一定的教育目标，是某一国家或地区教育管理机构的规定与要求，它体现了国家的意志，是对教育学有关理论和理念进行的一种具体的运用。相对于教育方针和政策而言，教育理论具有较高的长远意义和较广的理论价值。这并不只是对教育方针和政策进行了简单的表达，还可以发现教育的规律，探索教育的理念，沟通教育实践，能为国家制定和改革教育方针、政策提供依据。教育学还会综合运用多种理论和方法，探究全球范围内教育变革的方向和趋势。

第二节　教育学的研究方法

一、教育学研究方法的内涵

伴随着教学的实际经历和经验的累积，教学理论得到了进一步的充实和完善。而教育学的发展也需要多种研究方法来进行。它吸收了心理学、伦理学、法学、社会学、统计学以及马克思主义经典著作中的有关理论、知识和方法，帮助我们更好地解释教育现象，探索教育规律，指导教育实践，同时有助于促进不同学科之间的交流和合作，推进教育学与其交叉学科的研究与发展。

教育学研究方法是指按照某种途径，有组织、有计划、系统地进行教育研究的方式。它是以教育现象为对象，以科学方法为手段，遵循一定的研究程序，从而获取规律性教育知识的研究过程。

二、教育学研究方法的分类

在教学中经常使用的教学法有：观察法、调查法、实验法、统计分析法和文献研究法等。

1.观察法　观察法是指教育研究者对教育实践、教育环境等进行观察，从而认识教育的一些问题或现象。观察法是一种定性研究法，具有目的明确、真实自然、直观、易于运用的优点，多应用于对教学活动中的活动与现象进行调查。观察法作为一种获得第一手材料的最基础的手段，在教学中发挥着举足轻重的作用。

观察法可以划分成：自然观察法和实验室观察法、直接观察法和间接观察法、参与观察法和非参与观察法。

自然观察法和实验室观察法：自然观察法是研究者直接在教育实践中的观察和记录，此法能够反应教学中的实际状况。实验室观察法是指在预先设定好的实验环境中进行的观察。两种观察方法都有其优缺点。自然观察法更接近于现实，但是外界的扰动对其影响较大。虽然实验观察法具有很高的内在效力，但是与实际情况之间还是有一定差距的。

直接观察法与间接观察法：所谓的直接观察法，就是教师对教学中的一些现象或活动进行直接的观察，并对其进行记录，比如使用录像、音频或笔记等方法来采集资料。间接观察法是通过问卷调查、访谈等方法来获得替代性研究资料。因此直接观察方法能较好地反映真实状况，但也存在着观察者的主观判断及偏向性。虽然直接观察法有"信息扭曲"的缺点，但它的适用面要宽得多。

参与观察法和非参与观察法：参与观察法是研究人员对教学过程中出现的一种或多种现象进行主动的关注，并对其进行观察。非参与观察法指的是调查者不参加，只作一个观察者，并作笔记。虽然采用参与观察法容易获得较多、较深的资料，但也会对调查人员的客观、中立造成一定的干扰。非参与观察法不易对教学情景产生作用，但也有不完整的可能性。

教育学观察法的应用范围广泛，可用于研究不同类型的教育现象，可以发现教育过程中存在的许多问题，比如：对教育过程的关注。通过教育学观察法，可以使人们更深刻地认识到教育的实质与规律性，进而为人们的教育工作、决策工作等方面的工作，提供更多的参考。

2.调查法　调查法指的是教育学者使用调查问卷、访谈、档案研究等手段，对各种教育信息、资料和数据进行系统地收集、整理和分析，对教育态势、问题和规律展开科学研究和作出判断的一种方法。调查法在天然条件下，不引导、不控制、不干预被调研对象的思想、语言、行为。调查法一般与观察法、实验法等相结合。本法具有自然性、间接性、简便易行、变通等特点。

一般在教学中使用的调查法有问卷调查法、访谈调查法以及观察调查法等。

问卷调查法：利用一些有特定目的而编写的问卷调查表，对被调查者进行关于教育问题的看法、行为以及其他方面相关资料的收集，从而对被调查者的看法和行为进行全面的了解。此方法可收集到大量资料，收集对象包括学生、教师、家长等。问卷调查表既有封闭性的也有开放性的，既有线上的也有书面的。

访谈调查法：这种方法涉及到与参与者进行个人或小组访谈。研究人员可以提出一系列问题来探究参与者的观点和态度，并且能够洞察受试者的经历和对教学的看法。通过访问可以探索一些比较复杂或者比较个人的问题，从而从被访者的角度来理解某些特殊的教育问题。

观察调查法：通过对被调查人群进行的观测和记录，可以是结构化或非结构化调查，使研究者了解被调查群体的行为和互动方式。从而让研究人员对被调查人群的行动以及他们之间的交互模式有一个清晰的认识。通过观察和问卷调查，可以使研究者更好地理解学生、老师以及其他人员。

3. 实验法　实验法指的是，教育学者用实验的方式，设置一定的条件和操作参数，对教育过程中的要素展开调控，以此来对教育现象和问题进行深入的探讨，并对其进行验证。它的特征是：建立在一个科学的假定基础上，对实验进行严格而主动的控制，对实验中的变数和结果进行研究。

教学中的实验方法常用有两种：自然实验法和实验室实验法。

自然实验法：指的是在一个天然的教学情境下，尽可能地使教学内容符合自然、符合实际的教学方法。比如，当一所大学开始新的一门课时，我们可以把这门课运用到某些课堂上，而不在其他课堂上，然后进行对比和研究，最终得到新的课程对学生的学习成果的影响。采用该方法得出的结论，其外在有效性高，且符合实际情况。

实验室实验法：通过实验设计和控制实验条件来检验教学介入措施的有效性。比如，调查人员在实验中设置了一种数学考试来考察各种学习方式对学业成果的作用。实验室实验法可以改善试验的内在有效性，也就是可以确定试验中的影响因素，但是试验的结果仅限于试验情况下的影响因素。

应当指出，尽管两者均可用来进行教学效果的考察，但不同之处在于，实验室实验法具有易于操控、易于检验、能够更好地检测变量之间的因果联系等特点；而自然实验法中的规律与实际情境更为接近，更能反映实际情境中的效应。试验方法要结合试验对象的具体条件，选用适当的试验手段。

教育学实验法具有以下特征：①人为操纵，研究者可以以研究目的和假设为依据，在试验条件下操纵一些参数，同时对另一些参数进行控制，从而对教育现象的效果进行研究；②随机分组，研究者通过随机分组，将被试随机分配到不同的组别，以消除试验的差

5

异性，保证可比性；③控制变量，在实施试验过程中，应尽量控制各种变量因子，使之不会对试验的效果产生不良的作用；④探索自变量和因变量的关系，在试验过程中，研究人员可以操纵自变量，来考察自变量对因变量的作用，并通过严谨的统计学处理，来确认两者的因果性。

4.统计分析法　统计分析法是一种运用统计学的手段来对各种教育资料进行分析与研究的一种手段。教育学者将在调查、实验中得到的大量数字资料，进行数据收集、数据处理、数据分析和数据解读，进一步检验假设、评估效果、探索关系、预测趋势等。

一般采用的教育学统计分析的方式有：①描述性统计分析，对教育资料的一些主要特性进行描述，比如均值、标准差、频数、百分比等，以便对资料的分布状况和整体状况有一个清晰的认识。②探索性因素研究，旨在发现资料内部的结构性，发现资料中各变项间的关联度，并发掘其可能的共同与变异。③方差分析，例如，对两个班级的数据进行方差研究。④回归分析，对各因素进行相关分析，预测因变量的值，例如，通过学生背景信息预测学生成绩。

教育学的统计分析法能够增强调查的科学性和精确度，通过统计方法对教育问题进行定量分析，帮助研究者更深入地了解现象与规律，从而为教育科学的研究和实际工作奠定基础。

5.文献研究法　文献研究法是以某一特定的科研目标或专题为依据，通过对有关文献进行收集、筛选、阅读、分析和评价，来获得并梳理与教学有关的科研结果和知识的一种方法。在各种不同的领域中都有大量的运用，它可以让人们更好地认识到有关主题的发展状况，有助于明确自己的研究主题，并对主题有一个大致的认识，从而为进行下一阶段的观测和试验打下良好的基础。教育学文献研究法，是一种能够为教育学研究提供必需的依据，让研究者了解前人的研究成果，深入探讨教育问题，寻找新的方向和研究重点的研究方法。

一般来说，教育学文献研究法的操作方法包括以下几种：①收集文献，确定自己的研究范围和问题，利用多种途径收集与教育学科有关的文献，包括图书、期刊、论文、报告、数据库等。②筛选文献，按照所要做的课题和目标，筛选出与课题有关的文献，然后选择合适的文献来进行解读和分析。③阅读文献，认真阅读所选择的文献，了解文献的目的、研究的问题、方法、结果和结论，并做好笔记。④分析文献，对阅读的文献进行梳理、归纳和总结，总结已读过的文献，对其思想、观点、方法、结论等进行分析，发现其共同之处与不同之处，发掘其新的观点与新的研究思路。⑤评价文献，对所选的文献进行评价，包括文献的质量、可靠性、适用性、贡献、不足、限制等。

通过教育学中的文献研究法，可以使研究者对一个领域的研究进程和结果有一个更加全面、深入的了解，发现前人研究中的思路、方法和问题，从而对自己的研究进行更好的设计和规划，提升研究的科学性、原创性和实用性。

从上述情况可以看出，在教学过程中，有很多不同的研究方法，而且每一种研究方法都有各自的优点和不足之处。

第三节　教育学的历史发展过程

社会的发展使得人们对教育经验的积累增加，在这个过程中，教育学也在持续地发展并得到了提高，它从对实际的经验进行了归纳，并在此过程中，对其进行了进一步的充实，最终形成了一门学科。教育学的发展是一个漫长的历程，其历史发展过程不断丰富了教育学的理论体系和研究内容。其发生与发展大致可划分为四个阶段，认识其发展历程，对于我们更好地认识和研究其发展具有十分积极的指导作用。

一、教育学的萌芽阶段

无论在封建时代还是在奴隶时代，教育学都是刚刚起步，尚未成为一门真正的科学。当人类出现教育的时候，就已经在不断地累积着与之有关的知识和经历，人们对教育的理解还处于体验和习惯的层面，并没有形成一套完整的、系统化的、科学的理解，把这个时期称之为教育学的萌芽阶段。这个时期，中外均有相关的教育思想认识，这些教育认识集中在中外哲学家和思想家的论著之中。

我国《学记》是世界上第一本关于教育和教育问题的著作，它以简洁的语言、生动的比喻，对教育的功能与任务、教学的制度及其原则与方法、老师的地位与角色、师生及学生之间的相互影响以及对教育实践的深刻认识进行了深刻探讨，它对传统教育理念进行了较大的归纳。如"教学相长"，它重视教与学的互相提高，师生之间的协作；"不陵节而施"强调循序渐进，因材施教；"长善救失""道而弗牵""强而弗抑""开而弗达"都是指教师要重视人的人格，尊重学生的个性，引导学生的思维和行为，通过启发、鼓励、引导等方式对学生进行教育和引导。

孔子（春秋末期鲁国人，公元前551年—公元前479年）是中国最早的一位思想家和教育家，对教育事业产生了重要的影响。《论语》是孔子教育的集中反映，他提出了"有教无类"的教育理念，即不区分优劣，提倡人人公平，人人有权得到教育。孔子以"仁"为中心，以"仁爱""忠孝"为主要内容，以"贤人""君子"为其教学目的。孔子所倡导的教学方式，主要是"以身作则"，认为教育者应该注重自己的言行和示范作用；"启发式教育"强调教育者应该引导学生去发现问题、思考问题、解决问题，而非单纯地向学生传授知识点。孔子的教育理念对中国古今的教育模式有着深远的影响，它不仅是中国的一种传统文化，而且对整个人类的教育都有相当大的作用。

柏拉图（Plato，公元前427年—公元前347年）是古希腊伟大的哲学家、思想家、教育家。在他的《理想国》一书里，"教育思想"是他思想的一个主要内容，指出了人的心灵"灵魂转向"是人类心灵的内在需求，是人心灵的升华，是人类心灵获得快乐与成就的终极目标。其教育学理念强调：①教育的普及性，认为教育应该向所有人开放。②幼儿教育的意义，教育要从娃娃抓起。③教育的目标与价值，教育并不只是使人们获得知识与技术，更重要的是引导人类追求真理、美和善，培养人的精神和道德品质。④把学习融入到玩中，提倡把玩与学的有机融合，让学习更加愉快。⑤教学手段与教学水平，教学手段以对话为主，通过讨论和交流的方式引导学生思考和探索。并在此基础上，将教育分为体育、音乐、数学三个方面，体现人在各个方面的发展。柏拉图的教育学理念对后世产生了深远的影响。

亚里士多德（Aristotle，公元前384年—公元前322年）是古希腊著名哲学家、科学家、教育家，柏拉图的学生，他的教育理念被写在《政治学》一书中。亚里士多德的教育学思想包括：①教育的目的，在于培育完美的个体，以达到创造良好的社会与人性的目的。②教育的范围，要覆盖到人生的各个层面。在对基本学科（如数学、语文和科学）的研究之外，他还提倡对人的道德品质、身体健康、审美素养和社会技巧等进行研究。③在教学方式上，提倡协作与争论、探究与思维。④教育的发展，要从儿童时代着手，贯穿于人的终身。他首先指出了儿童心理发育的特征，并指出了幼儿期、青年期和成人期三个时期，在各个时期应当有各自的教学目的和方式，提倡根据儿童精神发育的一般规律，对儿童进行分期的教育。亚里士多德这种以儿童为本的教育理念，为后人在学习中重视学生的发展打下了坚实的基础。

总体而言，中国古代与古希腊时期一样，在其早期，教育理念不仅注重知识的传播和应用，同时强调品德的培养和社会规范的遵循。在教育学萌芽阶段，尽管还没有建立起一套完备的教育学说，但它却是一种对教育问题的重视和对教育的实施。这种实践主义的态度，为后来的教育学理论奠定了基础。

二、教育学的独立形态阶段

随着社会生产和科学的发展，教育学开始从宗教和哲学的影响中解放出来，教育学家总结教育经验，革新教育方法，逐步形成系统、完整的教育学体系，成为了一门具有自己特色的学科。教育学的独立是数代教育学家共同努力的结果，让人们对教育的理解上升到理论层次。在此时期，出现了较为系统、严格的教育方法，出现了一些著名的教育学家，出现了一些教育学著作，也出现了一些教育科研单位。

教育学作为一门学科，其独立形式具有以下特征：①教育学学科的建立。许多大学开始开设教育学专业，并逐步形成了以教育史、教育心理学、教育哲学和教育统计学为主要内容的教育科学与技术研究领域。②研究重心从教育制度转向教育本质。在这个阶段，教育学家们开始关注教育的本质问题，并对教育的目的、原则、方法和效果进行了探讨。③教育实践引导教育学的研究。在这个阶段，教育学家开始将教育实践引入教育学的研究范畴中，并尝试着把教学理论与教学活动联系起来。因此，教育学开始探索教育实践的教学原理和教学效果，并逐渐向应用方向发展。

总之，教育学的独立形态阶段，标志着教育学逐渐从宗教、哲学、道德等方面的因素中脱离出来，成为了一个单独的学科，这是教育学发展中的一个关键时期。该阶段的教育学家通过对教育的深入思考与研究，推动了教育学的科学化和实践化，并为后来的教学改革以及教育理论的发展打下了良好的基础。

三、教育学的多元化发展阶段

伴随着科学和社会的发展，心理学、社会学、伦理学、政治学等学科逐步崛起，教育学从中吸取相关理念知识，发展了自身教育学理论。同时教育学引入了科学严谨的研究方法来研究教育问题，使教育学更加科学化。随着教育学科的不断发展，新的学科流派、新的教学论著不断涌现。

1.实验教育学　实验教育学是从19世纪后期，为了改进教学，试图通过实验的方式进行教学，从而达到改进教学的目的而产生的。20世纪初，实验教学作为一门新的学科，已逐步发展起来。实验教育学是运用实验研究的方法去认识、探索和改进教学活动的一类教学流派，主张用科学的方法、高效的手段、前沿的技术等各种手段来解决教育问题。欧美各国的教育家利用实验手段来探讨儿童成长与教学之间的联系，以实验资料为基础进行学制、课程及教学方式的改革，已被世界各国普遍接受和普及。

2.文化教育学　文化教育学是19世纪后期在德国兴起的一套教育理论。从20世纪开始，文化教育学逐渐成为一个独立的学科，并在美国、英国和德国等国获得了较大的发展与运用。文化教育学是研究人类文化和教育问题的学科，它关注的是人类文化的形成和发展以及文化对教育的影响。在文化教育学中，人们研究各种文化形式，如对艺术、文学、语言、宗教、价值、传统、风俗等进行深入的研究，来探讨其在教学中的功能和重要性。

文化教育学深刻影响着教育学的发展，在教育的本质、教育目的、师生关系、教师角色方面有很多启发。有利于传承和弘扬民族文化丰富的内涵，培养民族自信心和民族精神。不足之处在于，文化教育学论述上哲学色彩很浓，存在模糊性，缺乏具体操作步骤，在解决现实教育问题方面是难以提出可操作性建议的，这限制了它的实践应用。

3.实用主义教育学　　实用主义教育学是一门以实际为指导的教育学科。它强调教育应该注重解决现实问题，关注职业技能和实际技能，并倡导学生按照社会需求去学习。19世纪中叶至20世纪上半叶，美国的实用主义教育学发展迅速，它不仅对如今教育思想有重要的影响，而且对教育实践也有重要的影响。

实用主义教育学的基本观点有：①教育即生活，教育应该让学生对实际生活中出现的问题有更多的了解，并将所学的知识和技巧运用到生活中去。②教育是指学生个人经历不断增加的过程，其目的应当是使学生能够不断地发展、成长和学习。③学校是一个雏形的社会，在学校里，要学习如何与别人合作，如何交流，如何解决问题。④在课程组织上，要注重学生的体验，根据学生的需要来进行课程的安排。⑤以学生为核心的师生关系，教师应当是学生的引路人，而非一个权力角色。⑥在教学过程中，要注重对知识的探索与实践的探索，提倡创新的思考与主动的研究。

实用主义教育学批判传统教育学的观点主要集中在教育的目的、师生关系、课程设计和学习方式等方面。它强调以学生为中心的教育，注重教育与社会实践相结合，对学生有更好的适应性，使他们更容易适应社会需求和变化。其缺陷是由于实用主义教学方法过分注重实践，强调个体体验，而忽略了对系统化的理论研究。实用主义教育学鼓励学生参与和自主学习，又过分地弱化了教师在教育教学过程中的主导作用。同时实用主义教育学忽视了传统文化的价值，可能会导致对传统文化的遗忘和忽视。

4.马克思主义教育学　　19世纪晚期，马克思主义教育学是一种以马克思主义哲学和政治经济学为理论依据，以马克思主义古典著作中对教育问题的阐述为主要内容，并应用马克思主义基本立场、观点和方法来对教育现象和问题进行探讨的一种教育学说。

5.批判教育学　　批评教育学是20世70年代产生的一门新兴学科，它在许多教育问题上都产生了深远而又广泛的影响。批判教育学是一种战斗性的、反抗性的教育思想和理论，尝试揭示和批判教育中存在的不平等和不公，重视批判性思维和分析的能力，致力于促进社会的公正、和平等发展。

批判教育学的观点有：①现代资本主义的学校教育非但不能推动社会平等，反而产生了社会差异、歧视与对立。②教育系统能创造并保持一种特殊的文化，它能增进一个国家的统一，也能导致一个国家的分裂。③教育体系之宗旨，不仅在于培育优秀之人才，更在于传播某种观念，使现有之社会制度与权利之关联得以维持，并得以传承下去。④教育永远不可能是公正的，我们不可能以"唯物"的态度去对待教育，而要以"客观性""批判性"的思想去对待教育。

批判教育理论从产生至今，一直在发展与演化，它为我们认识教育现象，发现教育问题，提出了新的思路。21世纪批评教育论关注于多元文化、性别、种族和语言等问题，对教育文化的多元予以了更大的关注。同时，它还受到了马克思主义与人文精神的双重熏陶，更为关注人的自由和尊严，反对教育制度中的歧视和压迫。推动了我国教育改革的进程，为我国教育事业的发展提供了有益的借鉴。

四、当代教育学深化发展阶段

随着时代变迁以及新科技的发展和应用，教育需要适应科技和经济的发展需求，通过不断的教学变革，涌现出了许多现代的教学理念。而教育学与心理学、社会学、经济学等学科的交叉与融合也日益加深，从而推动了教育学的深入与发展。下列较为著名的教育学论著相继涌现，并构成了多种现代化的教育理论。

美国当代著名的心理学家、教育家布鲁姆（Benjamin Bloom，1913—1999），于1956年出版《教育目标的分类学》。在这本著作中，布鲁姆把教学对象划分为认知、情感和行动三个层面，并把每个层面划分为从低到高的层次。该体系被广泛应用于教育教学和评价活动中，教师可以根据不同的教学目标，选择不同的教学策略和评价方法，更科学地进行教学设计和评价活动。

美国教育心理学家布鲁纳（Jerome Seymour Bruner，1915—2016），于1960年出版著作《教育过程》。在《教育过程》中，主张"无论我们选教什么学科，务必使学生理解该学科的基本结构"，强调了学科结构在教育中的重要性。其次提倡准备，认为在教育中，教师必须考虑学生的发展阶段，使用适当的教学方法和教材，吸引学生的注意力和激发他们的兴趣。第三重视直觉，认为学生应该通过感性认识来理解抽象概念和复杂问题。最后关注学生的兴趣，认为学生应该通过自己的兴趣来驱动学习。布鲁纳还设想了如何在教学中最好地帮助教师，使其能够更好地应对不同的教学场景和挑战。

前苏联心理学家、教育家赞科夫（Lev Vygotsky，1901—1977），1975年出版了《教学与发展》。这本书主要论述了赞科夫在实践中所创立的一套全新的小学教育理论。对在教学过程中要遵循的五大教学论原则进行论述，具体来说就是：高难度教学、高速度教学、理论指导、使学生理解学习过程、促进学生一般发展的原则。这些理论可以帮助教师把握教学节奏和方向，推动学生不断向前发展。并提到一些具体教学策略，如开展小组合作学习、使用问题解决式教学法、适当运用启发式教学法等，以丰富教学形式和方法，提高学生的学习积极性和效果。

前苏联教育家巴班斯基（1927—1987），1972年出版《教学过程最优化》，并在此基础上总结了他的研究成果。该书是其关于教学过程最优化理论的代表作。他主张将教育视为一个系统，并从系统内部的整体和局部以及系统与环境之间的互动关系来研究教育，从而解决教育问题。他把现代化的系统理论与教学理论相结合，提出了优选教学组织的准则与步骤，并在实践中对实践教学组织进行了有益的探索。

重点回顾

重点回顾

目标检测

参考答案

一、选择题

1. 人类历史上关于教育的第一部著作是我国的（　　）。

　　A.《论语》　　　　　　　　　　　B.《大学》

　　C.《师说》　　　　　　　　　　　D.《学记》

2. 1806年，德国伟大哲学家赫尔巴特的（　　）出版，标志着教育学正式成为一门独立的学科。

　　A.《大教学论》　　　　　　　　　B.《普通教育学》

　　C.《爱弥儿》　　　　　　　　　　D.《教育论》

3. 实用主义教育学思想的代表人物是（　　）。

　　A.凯洛夫　　　　　　　　　　　　B.夸美纽斯

　　C.赫尔巴特　　　　　　　　　　　D.杜威

4. 在教育史上，提出"白板说"，并形成了较为完备的"绅士教育"思想的人是（　　）。

　　A.夸美纽斯　　　　　　　　　　　B.洛克

　　C.斐斯泰洛齐　　　　　　　　　　D.赫尔巴特

5. 我国第一部从马克思视角出发，对教育基础理论进行了较全面阐述的著作，是杨贤江于1930年出版的（　　）。

　　A.《普通教育学》　　　　　　　　B.《教育学》

　　C.《新教育大纲》　　　　　　　　D.《教育原理》

二、思考题

1. 什么是教育学？教育学的研究对象是什么？

2. 教育学常用的研究方法有哪些？

3. 教育家杜威的主要著作和观点是什么？

第二章 教育的本质

学习目标

1.掌握"教育"的概念。

2.熟悉教育的三个基本要素及它们之间的关系。

3.了解农业社会、工业社会和信息社会教育的差别。

本章主要介绍教育的概念、教育的基本要素，并通过教育发展的历史进程，比较不同时期的教育。

第一节 教育的概述

"教育"这个词，在日常学习生活中的使用频率很高，其作为教育学的一个重要的基本概念，使用场景和内涵也是非常丰富的。试着体会以下句子当中"教育"的含义。

1.教育是伟大而艰巨的，它关联着国家与民族甚至全人类的发展。

2.看了电影《雷锋》后，我受到了深刻的教育。

3.教育学生要用爱做圆规，以师德为圆心，严格为半径，画好学生健康成长的乐"圆"。

虽然以上句子当中使用的都同样是"教育"一词，但我们可以感受到，它们在句中所表示的含义并不一样。"教育"的用法大致可总结为三类：句1的"教育"是作为一种社会制度的"教育"，是一项工作，也是一项事业；句2的"教育"是作为一种过程的"教育"，表明一种深刻的思想转变过程；句3的"教育"则是作为一种方法的"教育"，表示把知识和技能传授给别人。

教育究竟是什么？我们学习和研究教育学的重要任务之一，就是对"教育"进行更加深刻地理解和分析，把对它概念的理解从常识水平提升到理论水平。

一、教育的词源

在英语中，教育是"education"（名词）、"educate"（动词），词源是来自于拉丁文的

"educare"，分别由"ex"（"向外"）和"ducere"（"引领"）组合而成。最开始的字面意思是"把人的头脑中原本具有的能力引导出来"，当中的含义与"教导"相适应。根据现代《牛津词典》，"教育"一词大致可以归纳为以下含义：教导；培养，训练；教育机构，教育界人士；教育学；有教育的经历。

在我国，儒家经典作品《孟子·尽心上》中最先出现了"教育"一词。孟子曰："君子有三乐，而王天下不与存焉。父母俱存，兄弟无故，一乐也；仰不愧于天，俯不怍于人，二乐也；得天下英才而教育之，三乐也。"然而，这里的"教育"并非一个双音单词，需要分别理解为"教之"和"育之"。

"育"字，从甲骨文字形来看，象形一个妇女在分娩孩子。在中国古代典籍中，"育"的词义多为：生育、抚养、培养、生长。

"教"的甲骨文是"𢼒"，左上角的两个交叉型的符号是八卦的长短横道，古代从事巫术的人用以占卜天地变化和福祸吉凶；左下方类似于"早"字的符号代表小孩子；右边部分的形象则是象征拿着教鞭的成人。整个甲骨文字形的象形就是一个成年人拿着教鞭在监督小孩子学习占卜的知识。在往后的岁月中，字体逐渐演变至金文、大篆、小篆，但是其象形表意都没有太大的变化。可见，"教"的本义自古以来就是学习者在教育者的鞭策下学习。现代的《新华字典》中，"教"可以作动词，意为把知识和技能传授给别人，指导、训诲；也可以作名词，意指宗教。

19世纪末20世纪初，清政府向日本派出了大量的留学生，这些莘莘学子在留学归国后，带回了日本"明治维新"的思潮，借助光绪帝的上谕："为政之要，首在得人……各举所长，俾资甄取。"宣传改良主张，开展政治活动，东洋新名词潮水般涌入中国。由于日文中有"教育"和"教育学"一词，随着"洋学派"的崛起，从日本带回来的有关"教"和"学"的理论经翻译过来后就逐渐演变为"教育"。1912年1月，孙中山在南京宣誓就任中华民国临时大总统，改学部为教育部，任命蔡元培为首任教育总长。自此，"教育"一词就正式取代传统的"教"与"学"，成为我国教育学的一个基本概念。

二、教育的界定与概念

1. 西方对教育的界定 古希腊是西方教育思想的发祥地，正是在古希腊的文明和文化中，产生了西方最早的教育。古希腊思想家苏格拉底（希腊语：Σωκράτης；英语：Socrates；德语：Sokrates，公元前469年—公元前399年）认为："教育是把我们的内心勾引出来的工具和方法。"他所做的施教，不是在传授给学生知识，而是把学生心中的真知唤醒并挖掘出来。

法国启蒙思想家卢梭（Jean-Jacques Rousseau，1712—1778）提出："最好的教育应是顺其自然。"教育不是塑造人的手段，而是发现人的过程。通过教育我们才能逐渐了解一个人的天性，并且帮助他们运用好这种天性。

捷克教育家夸美纽斯（Jan Amos Komenský，1592—1670）被誉为"近代教育学之父"，他认为：教育的世俗目的就是使人身上的学问、德行与虔信的种子得到发展，使人认识和研究世界上的一切事物。只有受过一种合适的教育之后，才能成为一个人。

19世纪英国社会学家、教育学家斯宾塞（Herbert Spencer，1820—1903）提出，教育应该"为美好的生活做准备"，给各种情况下的各个方面的行为以正确的指导，指引我们去经营完美的生活。

20世纪美国哲学家、教育学家杜威（John Dewey，1859—1952）则认为：教育是生活的过程，"是经验的改造或改组，这种改造或改组，既能增加经验的意义，又能提高后来经验进程的能力。"最好的教育就是"从生活中学习、从经验中学习"。

2. 我国对教育的界定   我国古代儒家经典著作《中庸》记载："天命之谓性，率性之谓道，修道之谓教。"（天所赋予人的就是本性，遵循着本性行事发展就是道，把道加以修明并推广于众就是教化）

《荀子》有言："以善先人者，谓之教。"（出自善良的本意引导他人称作教导）

近代教育家、曾任北京大学校长的蔡元培（1868—1940）一贯重视教育为救国的基本途径，推崇思想、学术自由。蔡先生曾说："教育是帮助被教育的人，给他们能发展自己的能力，完成他的人格，于人类文化上能尽一份子责任；不是把被教育的人，造成一种特别器具，给抱有他种目的人去应用的。"

3. 教育的概念   对于什么是教育，《中国大百科全书·教育卷》从广义和狭义两个角度对教育进行了界定："从广义上说，凡是增进人们的知识和技能，影响人们的思想品德的活动，都是教育。狭义的教育，主要指学校教育，其含义是教育者根据一定社会（或阶级）的要求，有目的、有计划、有组织地对受教育者的身心施加影响，把他们培养成为一定社会（或阶级）所需要的人的活动。"一般说来，教育的概念可以从两个不同的角度出发进行诠释，一个是社会的角度，另一个是个体的角度。

从社会的角度来说，教育的定义可以区分为不一样的层次。

（1）广义的教育，存在于人们各式各样的生产和生活的活动之中，这种教育伴随着人类的产生而出现和发展：凡是增进人们的知识和技能，影响人们的思想品德的活动，不管是有组织的或是无组织的、系统的或零碎的，都是教育。

（2）狭义的教育，则是人类社会发展到一定历史阶段的产物，主要指学校教育，即教育者根据一定的社会或阶级的要求，对受教育者所进行的一种有目的、有计划、有组织地传授知识和技能，培养思想品德，开展智力和体力的社会实践活动，把他们培养成为一定社会或阶级所需要的人的活动。

（3）更狭义的，指思想教育活动。这种定义方式强调社会因素对个体发展的影响，把

15

"教育"看成是整个社会系统中的一个子系统，承担着一定的社会功能。

从个体的角度来定义"教育"，往往把教育等同于个体的学习或发展过程，如英国著名教育家特朗里把"教育"定义为"成功地学习知识、技能与正确态度的过程"。此定义的出发点和基础是"学习"和"学习者"，而不是社会的一般要求，侧重于教育过程中个体各种心理需要的满足及心理品质的发展。

以上定义从不同的方面揭示了教育活动的某些属性，对于理解教育活动都是有价值的。但是，这两种定义也存在着各自的缺陷。单纯地从社会的角度来定义"教育"，"教育"往往会被看作成是一种外在的强制过程，忽略个体内在需要和身心发展水平在教育活动中发挥的重要作用。而且，广义的"教育"定义过于宽泛，几乎可以看成是"生活"的同义词，从而失去了它本应具有的规定性；狭义的"教育"定义在定义项中出现了"教育者"和"受教育者"概念，犯了循环定义的毛病。单纯地从个体的角度定义"教育"，又会忽视社会因素和社会要求在教育活动中的巨大影响。而且，用"学习"来定义教育也会使教育的外延过于宽泛。教育包含着学习，但并不是所有的学习都是教育，例如，完全独立自主的"自学"就很难说是"教育"。因此，在给"教育"下定义时，应该兼顾社会和个体两个方面。

根据对"教育"概念的分析，给出"教育"的定义：教育是在一定社会背景下发生的促使个体的社会化和社会的个性化的实践活动。

第二节　教育的基本要素

教育作为一种社会活动，能够促进人类社会的不断前进和发展，其构成是十分丰富的。要想深入学习教育学理论、全面深刻地理解教育现象，认识教育的基本要素是非常重要且必要的。

要想分析教育这项活动的要素，我们可以从以下几个问题开始思考：谁来教？要教谁？教什么？怎么教？

教育活动当中的主要行为动作可分为"教"和"学"，这两个动作的主体——负责"教"的教育者、负责"学"的受教育者或是学习者构成了教育的基本要素。此外，教育者和受教育者在教育活动当中共同认识的客体——教育内容，以及教育的形式和方法——教育手段，也都是教育的基本要素。

一、教育者

"教育者"是开展"教"这个动作的行为主体，也就是从事教育活动的人。

对于"教育者"这个概念，我们既应当从身份或职业的方面把握，也应该从素质或资质的方面来把握。"教育者"不仅是对从事教育职业的人的总称，更是对其内在态度和外在行为的一种规定。一个真正的教育者应当有明确的教育目的，理解其在实践活动中所肩负的促进个体发展及社会发展的任务或使命。那些偶尔对学生的身心发展产生影响的人，不应当称其为教育者。正如同成为一个教师需要考取"教师资格证"，"教育者"应当是一种资格，而不是局限于一个职业或是某种身份。教育者，应是能够根据个体身心发展和社会发展状况及趋势，在人的发展中起引导、促进、规范作用的主体。从这种意义上来说，装有学习程序的计算机也可以算作是教育者。

作为教育活动的主导者，教育者是构成教育活动的支撑性要素。教育是教育者有目的、有计划、有组织地向受教育者传递生产经验和社会生活经验，使其得到培养的活动。因此，离开了教育者，就不存在教育活动。

二、学习者

传统上，人们将"受教育者"或"学习者"作为教育活动的一个基本要素。而随着时代的变迁和进步，当代教育的形态渐趋多样化，教育活动的中心已经日益突出，即对学习过程的关注和服务。1972年，联合国教科文组织国际教育发展委员会发布由法国前总理、教育部长富尔（Edgar Faure，1908—1988）领衔起草的研究报告——《学会生存：教育世界的今天和明天》(Learning to Be：the World of Education Today and Tomorrow)。报告提出："教育应成为一个连续不断的过程，教育的成功和失败不应锁定在某一特定时间点。"自此，终身教育的概念开始在世界各地普及和发展。随着终身教育时代的来临，使得教育对象的范围扩展到成人乃至整个社会，教育者的形象已经远远超出具体人的范围，与之对应的"受教育者"日益多样和不确定。学习者不仅是指在各种教育活动中以学习为基本任务的人，还包括在各级各类学校中学习的儿童、少年和青年，更包括在各种形式的成人教育组织中学习的成年人。所以，比起"受教育者"来说，"学习者"是一个更能概括多种教育对象类型的词汇。用"学习者"代替"受教育者"，在思维方式和语言风格上放弃了对教育机构简单对应的印象。学习者不是被动接受教育者所施加的身心影响的人，而是教育活动中"学"的主体，是有着不同个性特征、思想意识、兴趣爱好、认知风格和习惯偏好的个体，其在教育活动中是以一种高度个性化的状态生活着的。对于教育者而言，他所面对的也不是简单的受教育者，他需要对参与其所主导的教育活动的人有充分的了解，并尽可能地结合每个人的特点进行指导和帮助。

学习者是教育的对象，是教育过程中学习和发展的主体。教育是因为人有学习和发展的需要而产生的，教育活动如果没有学习者因学习需要而引发的主体意识和积极参与，就不会获得实质的教育效果，所以，学习者是构成教育活动的驱动性要素，离开了学习者，教育活动便难以发生和展开。

三、教育内容

教育内容是教育活动中教育者作用于学习者的全部信息，包括向学习者传授的知识和技能、灌输的思想和观点、培养的行为和习惯等。一般来说，教育内容主要表现形式是课程标准、教材、教学参考书和其他形式的信息载体。

作为教育者借以实现教育意图、学习者借以实现发展意图的媒介，教育内容的组成非常丰富多样。从其涉及的范围来说，它包括人类社会各个领域的知识、经验和技能技巧；从其价值来说，它具有发展人的智慧、品德、体力、审美能力和劳动能力的重要作用；从其表现形态来说，它有物质的、符号的、精神的、行为的等不同类型。因此，我们不能把教育内容与学校的课程内容、教学材料等同起来，也不能把教育内容等同于教科书。实际上，课程内容和教材包含在教育内容之中，教育内容的内涵和外延要比课程内容和教材丰富得多。教育内容是教育者和学习者的互动媒介，通过教育内容难度的自然延伸，使学习者由不知到知、由知之较少到知之较多、由继承到发展、由个体认识水平上升到人类认识水平，从而达到教育的目的。

教育内容是根据一定的教育目的以及学习者身心发展规律和需要，基于一定时期的社会生产力和科技发展水平，根据社会前进的要求和个体身心的发展规律，从人类浩瀚的知识文化海洋中精心选择、组织和呈现的，具有丰富的发展价值。考古学家发现，我们的祖先约从200万年前就开始在华夏大地繁衍生息。有人类便有教育，这就是中国教育史的开端。从我国历史来看，不同时期的教育内容会有相应的变化。

1. 原始时期　原始社会生产力低下，社会形态相对自在，教育比较原始和简单，内容以劳动和生活经验为主。此外，宗教活动在原始人的生活当中有着重大意义。因此，巫术占卜也是教育内容之一。

2. 夏商周时期　教育内容主要是礼、乐、射、御、书、数，合称"六艺"。这是我国最早的分科教学，也是奴隶社会的主要教育内容。主要是为了教化民心、启发民智。《周礼·保氏》有言："养国子以道，乃教之六艺：一曰五礼，二曰六乐，三曰五射，四曰五驭，五曰六书，六曰九数。"

3. 春秋战国时期　西周衰败，各国诸侯崛起，私学兴起，儒、墨、道、法等诸子百家站在不同的阶级或阶层的立场上，各抒己见。教育内容转变为传授各学派的政治观点和道德思想，自由且丰富多彩。

4. 两汉时期　前朝秦推崇法家学说，焚书坑儒，激化社会矛盾导致迅速覆灭。到了汉代，重新肯定教育在育才和化民两方面的作用，把教育作为巩固"大一统"的重要工具。汉武帝采纳董仲舒的观点"罢黜百家，独尊儒术"，教育内容随之转变为儒家经典学说为主。

5.宋元时期　宋朝尊崇孔子，把儒家思想作为国家的指导思想，同时兼重佛道。在儒家思想的基础上衍生出程朱理学，四书（《论语》《孟子》《大学》《中庸》）五经（《诗》《书》《礼》《易》《春秋》）成为主要教育内容。

可见，教育内容并不是一成不变的，最佳的教育内容是实现目的性与对象性的统一。在实际教育活动过程中，教育内容并不仅限于教学材料，教育者自身所拥有的知识、经验、言谈举止、思想品质和工作作风，以及双方在学习过程中一起探讨和交流所涉及的内容，也可以为学习者带来新的启示。习近平总书记曾说："培养社会主义建设者和接班人，迫切需要我们的教师既精通专业知识，做好'经师'，又涵养德行，成为'人师'。"教育者不仅有"言传"，更有"身教"，其一举一动对于学习者而言都有一定的示范性和引导性。2019年，教育部等七部门印发的《关于加强和改进新时代师德师风建设的意见》中提出："将立德树人放在首要位置，融入渗透到教育教学全过程，以心育心、以德育德、以人格育人格。"

四、教育手段

教育手段是指教育者将教育内容传授给学习者所借助的各种形式和条件，是教育者和受教育者联系和互动的纽带，可以分为物质手段和精神手段。

1.物质手段　教育者在进行教育活动时所需要的一切物质条件，比如实施教育活动的场所和设施、媒体工具以及一些教育辅助手段等，称为物质手段。在学校中，实施教育活动的场所和设施可以是教学大楼、课室、操场、实验室、校史馆甚至农场等场所以及这些场所内部所安装的设备、装置。教育媒体是指教育活动中教育者与学习者之间传递信息的工具，也是教育内容和教育活动中其他信息的载体。教育媒体包括多种形式，从最简单的实物书本、教育者口头语言、图片、报纸杂志等印刷品、电视电影的视频或录音带和录像带、多媒体教学设备等。更甚者，环境也能起到潜移默化的教育作用。

同样的教育内容，可以使用不同的教育媒体，以丰富教学形式。教育媒体的形式随着人类科学技术的发展以及教育活动的日趋普及化、个性化而越来越丰富多彩和综合化。随着教育媒体的发展，教育活动的组织形式、方法、效果等都会发生变化。

2.精神手段　精神手段主要是指进行教育活动时所运用的各种非实质性手段，包括教育方法、教育途径。教育方法包括教育者的教法和学习者的学法。就教育者的教法而言，有语言的方法、直观的方法和实践的方法。就学习者的学法而言，分为接受式学习和发现式学习两大类。美国著名认知教育心理学家奥苏伯尔在有意义接受学说中提出：接受式学习，是指学生通过教师呈现的材料来掌握现成的知识。美国教育家布鲁纳则倡导：在教师的引导和支持下，让学生通过自己经历知识发现的过程来获取知识，这称为发现式学习。教育者在实施教学的过程中，应根据实际情况选择合适的教育方式，或是两者的有机统一，达成最佳的教学效果。教育途径是教育者施加教育影响于学生的渠道、路径和方式。学校教育活动的基本途径是教学，辅助途径有课外活动、社会活动、咨询辅导等。

从以上对教育的基本要素的分析中可以看出，教育者、学习者、教育内容和教育手段是开展教育活动必不可少的四个要素，它们之间是相互联系的。其中，在这四个基本要素中，教育者和学习者是影响教育活动成效的决定性因素，他们是实施教育活动的必要主体。教包含两层含义：①传授知识、思想；②教会学习者如何学习。对处于主导地位的教育者而言，其主要任务是将既定的教育内容通过一定的教育手段传授给学习者。因此，在教育活动中教育者需认真分析和研究以下三个客体：需要通过何种教育手段，把什么样的教育内容，传达给什么样的学生。对于学习者而言，学也包含两层含义：掌握人类积累的精神财富与学会学习。学习者需要认识的客体主要是教育内容，其任务是在教育者的指导下，将外在的客体转化为自身内在的精神财富，学习和掌握既定的教育内容。

第三节　教育的产生与发展

教育是人类最古老的活动之一，随着社会的发展和人类教育经验的丰富而逐渐形成和发展。作为人类社会源远流长的社会现象和活动，它伴随着人类社会的产生而产生，并在人类社会的发展过程中不断演变。

一、教育的产生

教育的起源问题，一直是研究教育史的学者共同关注的问题。然而，由于对教育起源的研究缺乏直接的史料，只能借助间接的佐证材料进行逻辑推理，如地下考古发掘出土的文物、古代的传说等。其中，研究者们提出的比较典型的观点主要有神话起源论、生物起源论、心理起源论和劳动起源论。

1.神话起源论　这是人类关于教育起源的最古老的观点，有着浓厚的宗教色彩。这种观点认为，教育与其他万事万物一样，都是由人格化的神所创造的，教育的产生是神明留下来的促进人类发展的唯一途径，教育的目的就是体现神或天的意志，使人皈依于神或顺从于天。这种观点是非科学的。当时在人类教育的起源问题上认识水平有限，从而不能正确提出和认识教育的起源问题。

2.生物起源论 生物起源论者认为，人类教育起源于动物界中各类动物的生存本能活动，其主要代表人物是法国哲学家勒图尔诺（C. Letourneau，1831—1902）、英国教育学家沛西·能（Percy Nunn，1870—1944）等。与神话起源论相比，生物起源论以达尔文的生物进化论为基础，对教育的解释从神话开始转向科学。他们通过对各种动物生活的观察发现，动物世界中存在着各种示范和模仿，认为教育是一种生物现象，教育活动是按生物学规律进行的本能传授活动。

生物起源论是教育学史上第一个正式提出的有关教育起源的学说，强调了人的生物属性和动物本能。但它仅从外在行为的角度来论述教育的起源，否认了教育的社会性质，没能区分出人类教育行为与动物类养育行为之间质的差别，忽略了教育是人类社会特有的有意识、有目的的活动这一特性，因而是不科学的。

3.心理起源论 在学术界，心理起源论被认为是对生物起源论的批判。该理论认为，教育起源于儿童对成人无意识地模仿。主要代表人物是美国教育家孟禄（P. Monrce，1869—1947）。他从心理学的观点出发，对生物起源论进行了批驳。根据原始社会没有学校、没有教师、没有教材的史实，推断教育起源于儿童对成年人无意识地模仿。

根据心理学的研究，模仿分为有意识的模仿和无意识的模仿。其中，有意识的模仿是人类独有的一种学习方式。但是孟禄把教育全部归为无意识状态下产生的模仿行为，同时也夸大了模仿在教育中的地位和作用，忽视了人类的主观能动意识，可以说是从根本上抹杀了教育的有意识性，也否认了人的社会性，把人类社会有意识地提升人格的活动等同于动物无意识的模仿。因而，这种观点是错误的。

4.劳动起源论 从神话起源论到生物起源论到心理起源论，具有一定的历史进步性。但是这三种学说没有建立在科学的方法论基础上，没有揭示出教育起源的内在动力和社会原因。

劳动起源论又称教育的社会起源说，该理论的学者在批判生物起源论、心理起源论的基础上，运用马克思主义历史唯物主义观点对教育的起源进行了分析，认为教育是一种社会现象，而教育起源于劳动，起源于劳动过程中人的生产需要和发展需要的辩证统一，劳动过程的复杂性要求通过教育把人类积累的经验传授给下一代。劳动促进了人类的发展，也为教育的产生提供了前提条件。目前，我国多数学者广泛认同这种学术主张。

二、教育发展的历史进程

不论是哪一种教育起源学说，都没有办法否认教育的悠久历史和重要作用。可以说，教育随着人类的诞生和发展需要而存在，历经了农业社会、工业社会、信息社会等多个不同的历史阶段。

（一）农业社会的教育

人类历史上最初的社会形态是原始社会，那时由于生产力水平低下，人们的生活非常简朴，口耳相传的教育主要是生活经验和宗教祭祀的传授。原始社会后期，第一次社会大分工出现，社会主要经济活动从原始的渔猎采集转变为农耕。社会开始以农业生产为主导经济，人类进入到了农业社会。农业社会是人类进入的第一个文明社会，社会形态主要以农耕为主，农业成为社会主导性产业。人们对自然和社会的认识水平有了一定程度的提高，孕育产生了古代的哲学、科学、文学、艺术、道德伦理以及古代宗教等，产生了一些古代文明古国，如古埃及、古巴比伦、古印度以及中国等。

此时期的教育具有以下几点特征。

1.学校的出现和发展 据史料显示，人类最早的学校出现在古埃及，时间大概是公元前2500年。外国教育史也有一说认为世界上最早的学校诞生在苏美尔，被称为"泥版书屋"。这所学校建造于公元前3500年左右，比埃及最早的宫廷学校还要早1000年左右。"泥版书屋"的主要目标是为皇室和寺庙培养文官，最终目的是为统治阶层提供服务。因此，在学科上设置了语言、科技知识和文艺创作三种类型。语言是最基本的一门课程，为了满足神殿的祭祀和仪式，他们必须学习苏美尔语。苏美尔语是上流社会的语言，苏美尔语在古巴比伦时代就被认为是知识渊博、有教养的象征。此外，还要学习计算、几何等其他科学知识，以满足对土地经营和商业交易的需求。而我国的学校最早出现于夏商周时期，主要是由官方办学。学校的出现，提供给了教育者和受教育者固定、正规的教育场所，使得教育开始变得更加规范和有序，标志着人类正规教育制度的诞生，是人类教育文明发展的一个质的飞跃。

随着社会进步，官方办学已经不能满足教育的需求，私学开始出现，其中最为典型的代表就是私塾。私塾是我国古代社会一种开设于家庭、宗族或乡村内部的民间幼儿教育机构，以儒家思想为中心进行教育启蒙和教学。私塾一般有三种类型：富裕人家单独聘请教师在家设馆，专门教授自家子弟及亲友子弟的，称"坐馆""教馆"；由村、宗族出资或捐助学田，聘请教师设塾教导子弟，称"村塾""族塾"；老师在自家或祠堂、庙宇，或租借他人房屋设馆招收学生，称"门馆""家塾""学馆""书屋"。据称中国最早的私塾是由孔子在曲阜办的私学，此后不断改良，在隋唐至明清时期渐趋成型和专业化，传衍逾千年。相较于官学，私塾里的先生话语权更大，学生入学年龄和招收人数、学习内容和教学水平都没有明确限制，取决于私塾的容量和教师的能力。学生入学也不需要通过相关入学考试，一般只需征得先生同意，并在孔老夫子的牌位或圣像前恭立，向孔老夫子和先生各磕一个头或作一个揖后，即可取得入学的资格。

2.教育等级性和阶级性出现并逐渐强化 相较于原始社会，农业社会的生产工具进步带来了生产力的提升，人们的劳动生产不仅仅可以满足自身的需要，生产资料开始出现剩余，私有制逐渐形成，社会日益分化出阶级。教育作为一种资源，开始往国家、官府和贵族等特权阶级手中聚拢。在西方，古希腊最早的教育是为了培养政治家和商人，古埃及的宫廷学校和职官学校只面向皇家、贵族子弟。在我国，最早出现学校的夏商周时期，教育并不是面向全民。学校内的教师通常是一些年老的贵族，他们把自己的统治经验传授给子弟。学校的入学者有着严格的身份要求，教育是贵族等有身份有地位人的"特权"。在之后漫长的历史发展当中，教育始终和出仕授官、权力分配挂钩，世家士族通过势力一代代相连、相传，统治阶级始终把控着教育权。

3.学校教育与劳动生产相脱离　古希腊作为欧洲文化教育的最早源头，其众多城邦中，最具有代表性和影响力的莫过于斯巴达和雅典。斯巴达的政体是寡头政治，虽然斯巴达人数不多，但是为了应对奴隶和平民反抗，城邦基本上长期都处于军事戒备的状态，因此斯巴达非常注重军事体育。斯巴达的教育以军事体操和道德教育为主，主要目的是培养英勇果敢、忠于统治阶级的城邦卫士。此外，斯巴达人还重视女子的教育。在男子出征时，女子要能负担起维护疆土的责任。与斯巴达纪律严酷、统治独裁和军国主义不同，当时的雅典奉行民主制度。而雅典的教育目的虽然与斯巴达一样是为统治阶级培养人才，但二者人才的含义不同。雅典的教育更注重艺术修养和身心和谐的发展，意在通过身体、道德、智力和审美等方面的训练，培养有文化、有修养和多种才能、能言善辩的政治家和商人。

回顾我国的教育内容，原始时期传授的是生活和劳动技能，目的是劳动生产。然而进入奴隶社会以后，夏商周的学校教的是"六艺"；春秋时期私学兴起出现了儒家、法家等学说，百家争鸣；而后一直以儒家思想为主。这些都是政治观点或道德思想，并不与生产劳动相关。由于统治阶级并不需要进行生产和劳作，他们也就不需要受到生产经验的教育，学校里师生讨论的内容是政治、治国、修养、伦理，却鲜少谈论科学与技术。

（二）工业社会的教育

18世纪60年代，瓦特（James Watt，1736—1819）改良了蒸汽机，使蒸汽机作为动力机被广泛使用，大大推动了机器的普及和发展，开创了以机器代替手工劳动的时代，史称"第一次工业革命"。工业革命以后，资本主义最终战胜封建主义，人类进入了工业社会。

与农业时代相比，工业社会的教育也出现了许多新的变化。

1.现代学校和学制的出现和发展　进入工业社会，世界格局出现了变化。完成了工业革命的西方资本主义国家实力大幅增强，闭关锁国的清朝统治阶级意识到了改变的重要性。洋务运动中，出现了许多新的政治思想流派。比如，清朝启蒙思想家魏源（1794—

23

1857）在其著作《海国图志》中提出的著名主张"师夷长技以制夷"，明确地把是否学习西方国家"长技"提高到能否战胜外国侵略者的高度来认识，这个主张表现出了一种光辉的爱国主义思想，向处于巨大变故中的中国人提出了"向西方学习"的新课题。这一思想后来成为向西方学习的思想源头，在中国近现代思想史上占有非常重要的地位。清朝末年，洋务派在此基础上进一步提出兴国主张"师夷长技以自强"，意在通过引进西方先进的机器和人才，学习西方的经济模式和教育模式从而使我国民族富强。1895年10月2日，光绪皇帝批准成立北洋西学学堂，在次年正式更名为北洋大学堂。这是近代中国的第一所现代化大学，自创办就是仿照美国的大学模式，吸收西方教育制度和课程设置，全面系统地学习西学。北洋大学堂的学制与过去的书院、学堂完全不一样，农业社会的教育以个别教学为主，没有学期、年级的概念；而北洋大学堂分设头等学堂为大学本科、二等学堂为预科，各为四年，一名合格人才要经过八年的培养，系统化教育模式开始出现。洋务运动的发展过程中，出现了各式新观点，倡导研习西方思想，以军事、教育、工业和科学振兴国家。洋务派先后开办了同文馆、广方言馆、福建船政学堂、南北洋水师学堂、武备学堂等一系列的新式学堂，还开设译书局翻译西方典籍用以传播西方先进思想，以培养当时急需的翻译、制造技术和陆海军人才。自1868年开始，清政府开始向外国派遣一批又一批的官派留学生，为中国近代教育培养了大批的人才，奠定了近代教育的基础。

2.**教育与生产劳动从分离走向结合，学科由人文教育走向科学**　农业社会的教育以人文教育为主，大多是为了满足统治阶级的政治需要。进入工业社会，科学技术在生产中的重要性日益加强，教育内容迫切需要和自然科学相结合，为国家发展提供技术人才。北洋大学堂自设立之时，不再以儒家思想或四书五经为教育内容，头等学堂分设律例、工程、矿冶和机械四学科。既有社会科学学科，又有自然科学学科。1903年，北洋大学堂更名为北洋大学，开设了土木工程、采矿和冶金等课程，主要培养工程技术人员。在1898年的维新运动中，光绪帝批准设立京师大学堂，这是中国第一所近代国立综合性大学，也就是后来的北京大学。京师大学堂当时实行中西"双轨制"教学，科举考试和大学教育并行，学生可以自行选择，校内设经科、法政科、文科、医科、格致、农科、工科和商科共八个科目。由此可见，近代学校的教育不局限于思想修养的培养，科学技术的加入极大地丰富了教育的内容，教育的生产性和经济功能得到了世界各国政府充分的重视。

3.**教育的开放性日益突出**　农业社会的学校教育目的性很强，教育者是官僚，受教育者是皇家、官僚、贵族子弟，学生毕业后通过科举考试或其他渠道进入官僚体系，整个教育系统都是一个封闭的循环。工业革命以后，生产力快速发展，科学技术不断进步，社会的发展对劳动者的要求日渐提高。劳动不再是单纯依赖经验和手工，劳动者需要有一定的科学文化水平才能更好地参与劳动、理解机器操作和提高工作效率。为此，发达的资本主义国家率先开始行动，打破教育的特权属性，教育普及到普通劳动人民身上。欧洲宗教改革领袖马丁·路德（Martin Luther，1483—1546）在改革实践当中大力发展学校教育，主张实行普及且强制的初等教育。1763年德国颁布《普通学校规章》，规定了儿童入学年龄，适龄儿童不入学者，父母将被罚款。1852年，美国马萨诸塞州通过《义务教育法》，规定8~12岁适龄儿童每年须入学12周。1870年，英国通过《初等教育法》开始推行国家义务教育。日本自明治维新以来非常重视振兴初等教育，1872年文部省宣布实施《学制令》，废止旧式的寺子屋和乡学，开办8年制的小学。我国也于1986年颁布《中华人民共和国义务教育法》，开始实施九年义务教育。通过义务教育在全世界范围内的推广和发展，各阶层之间的受教育界限被打破，中小学的初等教育得到了普及，高等教育也实现了大众化，教育成为一种向所有人开放的资源。

（三）信息社会的教育

20世纪80年代，随着计算机科学的发展、电子通信和网络技术的普及应用，人类社会进入到了信息社会，信息成为和物质、能源具有同等重要地位的生产资料。1988年，一根光纤电缆能同时传送3000个电子信息。1996年，技术的进步让一根光纤电缆能传送150万个电子信息。到了2000年，这个传送电子信息的数字变成了1000万。社会瞬息万变，世界正在成为一个巨大的信息交流场。

伴随着社会变化，信息时代的教育也有着以下的发展趋势。

1.学校进一步变革 过去的学校是一个实体，一个有围墙的院子或是园子。大学更是被比喻为象牙塔，因为大学校园与外界社会相隔离，学生可以在自己的小天地里探索求知。然而，信息时代的教育突破学校院墙，学校不再是教育唯一场所。当今世界，新一轮科技革命和产业转型加速推进。信息技术可以极大地提升教育的现代化水平，实现数字化、网络化、智能化和多媒体化。通过网络技术，"课堂"不仅仅局限于学校院墙之中、课室以内，教育可以延伸到围墙以外、走进学生家中，实现远程教学或完成函授教程。突如其来的新冠疫情全球大流行，也给全球教育事业带来了巨大挑战。许多学校由于疫情防控需要，无法继续线下面对面授课。根据世界数字教育大会官方数据：2020年以来，约有1.47亿学生一半以上的面授课程无法进行，全球超过90%的儿童面临学习上的困难。2021年，2.44亿儿童和青年失学。疫情之下，大规模线上教学的紧迫性达到了前所未有的高度，进一步加速了教育的数字化转型。"停课不停学"成为许多教育机构和学校的教学突破口，采用"互联网+教学"的线上教学模式，确保学生学习不断档、安全防疫不松懈。

课堂教学也开始演化出不一样的教学学习方式，出现了慕课、5E教学法、ADDIE教学模型、对分课堂、BOPPPS教学模型、OBE成果导向教育理念、CDIO教育模式、翻转课堂等新型教学模式，教育者可以借助移动终端、多媒体辅助教学，通过技术连接课堂内外。教育手段趋向智能化，让教学变得更加有趣和丰富。这是教育信息化发展的重要阶段，是未来教育发展的新趋势。

2.教育全民化　教育全民化是指人人都享有平等的受教育的权利，必须接受一定程度的教育。1948年12月10日，联合国大会颁布《世界人权宣言》，宣告人人享有受教育的权利。1990年，联合国教科文组织、联合国儿童基金会、联合国开发计划署和世界银行等国际机构在泰国宗迪恩召开世界全民教育大会，会上通过《世界全民教育宣言》，指出"每一个人——儿童、青年和成人——都应能获得旨在满足其基本学习需要的受教育机会。"由此推行全民教育行动计划。2000年，联合国教科文组织在《达喀尔行动纲领》中进一步提出，2015年以前要实现全民免费初等义务教育，各国政府有义务确保全民教育的各项目标得以实现并长期保持下去。习近平总书记指出："我们将通过教育信息化，逐步缩小区域、城乡数字差距，大力促进教育公平，让亿万孩子同在蓝天下共享优质教育、通过知识改变命运。"全民均能平等地获得受教育的机会，这是联合国教科文组织等组织和全球各国对教育发展的共同目标，也彰显着世界教育发展的全民化这一趋势。

3.强调教育质量的重要性　在全球各国的不懈努力之下，教育得到了全民普及。时代在进步，科技发展日新月异，国际形势瞬息万变，人口增长、全球竞争、经济危机、全球气候变暖、新冠疫情等各种情况层出不穷。各国为了面对新的机遇和挑战，迫切需要提高人民的素质和能力。教育不仅要追求数量，还要有质量。实际上，2000年的《达喀尔行动纲领》还提出了：国际社会在努力保证学生享有平等受教育机会的同时，还要努力实现"全面教育质量提升，确保人人都能学好"。2013年2月，联合国教科文组织和美国著名智库机构布鲁金斯学会联合发布了题为《向普及学习迈进——每个孩子应该学什么》的研究报告，指出学生应从身体健康、社会情绪、文化艺术、文字沟通、学习方法与认知、数字与数学、科学与技术这7个维度进行发展，并以此为基础构建了基础教育阶段学生应该达成的学习指标体系。2014年5月，联合国教科文组织在马斯喀特召开了"全民教育全球会议"，会议通过的《马斯喀特共识》提出："所有学习者在完成初等义务教育之余，还需要掌握有尊严地工作和生活所必要的知识、技能。"2015年世界教育论坛发表的《仁川宣言》表示，将"致力于优质教育以及学习成果的提高，通过加大投入，关注学习过程和结果的评价与衡量机制的进展。"深化教育教学改革、全面提高义务教育质量，已成为各国教育的共同目标。

4.教育的终身化　1965年12月，法国教育家保罗·朗格朗（Paul Langerand，1910—2003）在联合国教科文组织于巴黎召开的国际成人教育会议上，以终身教育为题做了学术报告。他认为，数百年来，个人的生活被分成两半，前半生用于受教育，后半生用于劳动，这是毫无科学根据的；教育应该是从一个人出生的那一刻起直到生命终结时为止的不间断发展，教育应当在每个人需要的时刻，以最好的方式提供必需的知识和技能。自此，终身教育思想成为世界性的教育思潮和社会运动。1976年，美国《终身学习法》正式出台，确立了终身学习在美国的重要地位。1990年，日本为"促进都道府县振兴终身学习的事业"，专门制定颁布了《终身学习振兴法》，从而建立起了极具日本特色的终身教育管理运行机制。1995年3月18日第八届全国人民代表大会第三次会议通过《中华人民共和国教育法》，其中第十一条规定："国家适应社会主义市场经济发展和社会进步的需要，推进教育改革，推动各级各类教育协调发展、衔接融通，完善现代国民教育体系，健全终身教育体系，提高教育现代化水平。"终身教育成为一项基本国策而被确立下来。2000年，英国政府颁布《学习与技能法》，构建了学习与技能委员会、成人教育督导机构、个人学习账号制度为特色的终身教育管理运行机制。在信息时代，教育不随学校学习的结束而终结，"活到老，学到老"，每个人都是终身学习的主体。终身教育与国家经济建设、社会持续发展紧密联系，对促进人的全面发展和社会进步也具有重要意义。

重点回顾

目标检测

重点回顾

参考答案

一、选择题

1. 关于教育的产生，我国学者普遍接受的理论是（　　）。

    A. 神话起源论　　　　　　　　B. 生物起源论

    C. 心理起源论　　　　　　　　D. 劳动起源论

2. "四书五经"是我国（　　）时期的主流教育内容。

    A. 商周　　　　　　　　　　　B. 秦汉

    C. 宋元　　　　　　　　　　　D. 明清

3. 在西方，第一所现代大学建立于（　　）。

    A. 博洛尼亚　　　　　　　　　B. 巴黎

    C. 伦敦　　　　　　　　　　　D. 马德里

4. （　　）提出，教育应该"为美好的生活做准备"。

    A. 孔子　　　　　　　　　　　B. 斯宾塞

    C. 夸美纽斯　　　　　　　　　D. 亚当斯密

5.关于教育的产生，生物起源论的主要代表人物是（   ）。

A.勒图尔诺   B.达尔文

C.夸美纽斯   D.孟子

二、思考题

1.为什么称教育活动中"学"的主体为"受教育者"而不是"学习者"？

2.为什么生物起源论是不科学的？

第三章　教育与人的发展

学习目标

1.掌握人的发展的含义及其本质。

2.熟悉人的身心发展的特点与规律，并能够根据身心发展规律选择适合的教育原则。

3.了解影响个体身心发展的因素及其作用，并具有分析影响学生发展的各个因素的能力；了解学校教育在人类身心发展中的主导作用以及学校教育的重要意义。

本章主要介绍三部分内容：一是人的发展的概述，二是影响人身心发展的因素及其教育意义，三是教育对人发展的作用。人的发展部分主要讲解人发展的基本内涵和规律；影响人的发展的基本因素部分主要介绍影响人发展的因素和这些因素与教育之间的联系；教育对人的发展影响部分主要阐述教育应遵循人的身心发展规律且同时促进人身心发展等两方面内容。

第一节　人的发展的概述

一、人的特性和本质

教育的对象是人，教育是培养人的社会实践活动，这是由人的特殊性和本质所决定的。研究人、了解人，从而发现人发展的客观规律是有效教育人的前提。自古以来，众多学者都从人的特殊性出发定义人的概念。古希腊著名思想家亚里士多德（Aristotle，公元前384年—公元前322年）说过"人是社会性的动物""人是政治的动物"，古希腊哲学家普罗泰戈拉（Protagoras，约公元前490或480年—前420或410年）认为"人是万物的尺度"，法国启蒙思想家德尼·狄德罗（Denis Diderot，1713—1784）认为"人的一半是天使，另一半是野兽"，他们都从不同的视角阐释了人的特殊性。卡尔·马克思（Karl Heinrich Marx，

1818—1883）说过，人和动物的根本区别是人能够制造和使用工具，从而马克思定义"人是劳动的产物"，而后来我国当代的哲学家邓晓芒（1948年—今）基于马克思的观点提出了"人是制造、使用和携带工具的动物"。那么，人到底有哪些特性和本质呢？

1. 人的特性　人的特性主要指人作为生物体有别于普通生物体的、唯独具备的特殊性。从生物学意义上来看，人是一种高级动物，与动物有着共性，又具有高于动物的特性；从精神层面上来看，人具有灵魂；从文化人类学角度来看，人是能够使用语言、具有复杂社会组织与武技发展的生物。中国古代对人的定义是：有历史典籍，能够把历史典籍当作镜子以自省的动物。具体可归纳为以下几点。

第一，自然性。人作为动物中的一类，无法去掉作为动物一面的自然属性，这是人性发展的自然基础和最一般的部分。人的自然性表现在基本的食欲、性欲和自我保护的本能。这一部分是人与动物共性的部分，但即使是本能，人也有特殊性，因为人的自然性中融入社会和文化的因素，在其非理性的本能中融入人所独有的理性能力。正如马克思所说，人是在长期的劳动过程中产生了与动物的根本区别，即人能够制造和使用工具进行生产劳动。

第二，社会性。首先体现在人类共生关系中的相互依存性。人从出生的那一刻就自然处于一种社会关系之中，这意味着人需要社会化，脱离了社会的个体是无法生存的。其次是人际关系中的社会交往性。有了交往才有认识、了解、比较、评价，才有人自身的不断进步和发展，因此交往是人求得自身发展与完善的必要过程。再次是人伦关系中的道德性。道德性是人在一切社会关系中，遵守某种行为规范的倾向性，标准有善恶、真假、美丑等。人能够在这些道德标准中进行价值判断，努力使自己的行为具有道德性。

第三，精神性。人有着动物所不具备的意识、思维、想象、目的性等精神属性。首先，人的精神活动具有能动性和创造性。能动性表现在人对外部世界反映出的目的性、主动性和选择性。人总是积极地改造客观环境，使其能够更好地为人服务。创造性表现在人具有创造和超越现实的能力。人能够通过各种想象和智慧创造出现实中不曾存在过的事物。其次，人的精神活动的重要特征是自我意识。人不仅能够认识外部客体，还能够认识自我本身，能够看清自己和他人、和世界的关系。由此出发，人就开始了从自在向自为，从本能向自由自觉发展的过程，从而开始了自我控制、自我教育和自我完善的可能。最后，价值定向性也是人精神活动的重要特征。人的活动，无论是认识还是实践，都是追求价值、实现价值的过程。这为活动主题提出了指向性，影响着主体对客体的选择。人的全部激情、意向和活动过程，无不服从经过选择的价值目标。

2. 人的本质　本质指事物本身所固有的根本属性，故人的本质指人所固有的根本属性，即人性。关于人性本源之说自古以来有性善论、性恶论、白板说等不同的主张和观点。战国时期儒家代表人物孟子（约公元前372年—公元前289年）主张人性本善，不学而能的"良知""良能"是一切美德的开端,教育的任务只是"求其放心",恢复人的先天的本性。战国末期思想家荀子(约公元前313年—公元前238年)主张人性本恶,人之所以能改恶从善,是积学而成后天努力的结果。战国时期思想家告子则主张人性无分善恶,强调人的自然属性。汉代思想家扬雄(公元前53年—18年)认为人之性有善有恶,善或恶的关键在于学习。西汉思想家、教育家董仲舒(公元前179年—前104年)和唐朝代文学家韩愈(768—824)等主张"性三品说",把人性分为三等,说明人的善恶根源于性,表现于情。

因此,人的本质不可能只靠人的一种特性去完成,而应是各种人的特性综合体现的结果。首先,人既有自然性又有社会性,人是这两种属性的高度统一的产物。其次,人具有自觉的能动性,可以自发地参与和进行活动,同时也能够接受来自外界的改造,由此,人不仅是社会和社会关系的主体和承担者,还是创造者。人是能动和受动高度统一的产物。再次,作为人类共同体的一员,每个人都有共有特性,如语言、情感等均属这一范畴。但是受遗传、环境等各种因素的影响,作为个体的人具有较大差异,这种差异体现为个体的个性。因此,人是共性与个性高度统一的产物。

二、人的发展的内涵

教育的对象是人,教育是培养人的社会实践活动,这是由人的特性和本质所决定的。研究人、了解人从而发现人发展的客观规律是有效教育人的前提。

所谓人的发展包括人的身体发展和心理发展,即人的身心发展。人的身心发展一般指作为复杂完整的个体在生命开始到生命结束期间所发生的积极变化,是个体在身体发育成熟和心智水平提升等层面连续不断变化的过程。

人的身体的发展也称为人的生理的发展。人的身体的发展包括机体的正常发育和体质的增强两个方面。机体的正常发育包括身体各个器官、各个系统的健康成长,它是个体体质增强的条件和主要基础;而体质的增强又有助于机体的正常发育。二者既相互促进,又相互联系。

人的心理的发展指人精神层面的发展。主要包括认知和意向两个方面的发展。认知的发展指感知、记忆、思维等方面的发展;意向的发展指需要、兴趣、情感、意志等方面的发展。人的生理发展和心理发展是密不可分的。生理发展是心理发展的物质基础,心理发展也影响着生理发展的进程。

人的发展是一个阶段性的连续过程,其中前后相邻阶段的更替呈现出一定的规律。人在不同的阶段表现出不同的特征,也面临着不同的发展任务。人的发展的阶段大致分为婴儿期、幼儿期、儿童期、青年期、成年期和老年期。其中青年期及其以前的阶段是人发展最迅猛、变化最明显的时期。

1.婴儿期：1~3岁 这一时期是人发展最为迅速的时期，是生长发育最旺盛的阶段。孩子身体发展由近端向远端延伸，运动发展从独坐、爬行到行走；感知觉方面的发展从嗅觉、味觉、视觉、听觉到产生深度意识；意识发展，开始确立物体永恒概念；语言发展从一个词汇到二三个词汇的短语；社交方面发展为对父母有依附感。

2.幼儿期：3~6岁 这一时期是人智力发展迅速的时期，孩子的特殊才能开始表现出来，也是个性、品质开始形成的时期。孩子加速长高，掌握基本身体活动技巧，形成穿衣、进食等基本自理能力，游戏欲望高涨，语言水平提高；认知水平上升，从感觉运动阶段到前运算阶段；自我专注、自我坚持变强；社交范围从父母扩大到同龄伙伴。幼儿期孩子个性的形成是以后个性发展的重要基础。

3.儿童期：6~12岁 处于儿童期的孩子身体平稳发育成长，运动能力趋向协调平衡；认识结构重新组合；社交意识更新，集体归属意识加强；是非判断能力开始提高。

4.青年期：12~18岁 青年期的前半段为12~15岁，即青少年阶段、少年期，又被称为"危险期"或"心理断乳期"，这一时期是人第二次迅猛发展时期。青年期的孩子身体离成熟定型仅一步之遥，思维从具体感知到逻辑运算；社交走向更大空间；自我意识加强开始具有独立自主的萌芽；情绪方面则常常处在兴奋与沮丧、激情与默然、似懂与非懂交织的状态。

5.成年期：18~60岁 处于成年期的个体的生理条件将逐步迈向高峰，随后则会逐渐缓慢下降；其自我意识在适宜条件下一般能得到充分发展，自我同一性得到确立，人生观和价值观趋于稳定，人际交往趋于成熟。

6.老年期：60岁以上 老年期是个体人生过程的最后一个阶段。此时，个体的各器官组织会出现明显的退行性变化，心理方面也发生相应改变，衰老现象逐渐明显。

总体而言，人的发展是一个持续不断的变化过程，这个过程包括了量变和质变两个方面。人的发展又是一个全面的渐进完善过程，它既有生理属性的发展，更有社会属性、精神属性方面的不断丰富和完善，也就是德、智、体、美、劳等方面协调发展的过程。

目前人的发展问题已经引起哲学、人类学、社会学、心理学、生理学、教育学等学科的关注和研究。

三、人的发展的动因

1.内发论（遗传决定论） 内发论强调"需要"和"成熟"等内在因素，认为人的身心发展的力量主要由自身的需要而定，人的生理机制对身心发展的顺序起决定作用。内发论的主要代表人物及其观点可见表3-1。

表 3-1 内发论的主要代表人物及其观点

代表人物	主要观点
孟子 （约公元前372年—前289年）	"仁义礼智，非由外铄我也，我固有之也"，即人人具有仁义礼智这些道德，不是由别人强加的，也不是受到外在环境的影响才有的，而是我们本来就具有的品质
弗洛伊德（奥地利） （S. Freud，1856—1939）	人的性本能是最基本的自然本能，是推动人的发展的根本动因
威尔逊（美国） （E. O. Wilson，1929—2021）	"基因复制"是决定人的一切行为的本质力量
格赛尔（美国） （A. L. Gesell，1880—1961）	成熟机制对人的发展起决定作用，并通过双生子爬梯实验来证明他的观点

📖 拓展阅读

双生子爬梯实验

实验对象是一对出生46周的同卵双生子A和B。格赛尔先让A每天进行10分钟的爬梯训练，B则不进行该类型的训练。6周后，A爬5级梯只需26秒，而B却需45秒。从第7周开始，格赛尔对B连续进行两周爬梯训练，结果B反而超过了A，只要10秒钟就爬上了5级梯。格赛尔据此提出了个体发展是由成熟因素决定的理论。

2.外铄论（环境决定论） 外铄论认为人的发展主要依靠外在的力量，如环境的压力、刺激和要求、他人的影响和学校教育。外铄论强调外部力量的作用，注重教育的价值，对教育在改造人的本性、习得社会所需知识、能力、态度等方面的作用持乐观的态度。外铄论的主要代表人物及其观点可见表3-2。

表 3-2 外铄论的主要代表人物及其观点

代表人物	主要观点
墨子（中国） （约公元前476年—约公元前390年）	人的发展犹如白布放进染缸，"染于苍则苍，染于黄则黄。所入者变，其色亦变。"
荀子（中国） （约公元前313年—公元前238年）	"人之性恶，其善者伪也"，即人性趋向于邪恶。人们善良的行为是后天作为的结果。"化性而起伪"，用礼、义、法度等去引导人的自然本性，即改造人的本性，使之树立道德观念
洛克（英国） （J. Locke，1632—1704）	人的心灵生来就像一块白板，随着后天的培育，白板上才会出现观念和记号
华生（美国） （J. B. Watson，1878—1958）	给我一打健康的婴儿，不管他们祖先的状况如何，我可以任意把他们培养成从领袖到小偷等各种类型的人
斯金纳（美国） （B. F. Skinner，1904—1990）	人的行为乃至复杂的人格都可以通过外在的强化或惩罚手段来加以造、改变、控制或矫正

3.多因素相互作用论 辩证唯物主义认为，人的发展是个体的内在因素（如先天遗传

的素质、机体成熟的机制、个体的主观能动性等）与外部环境（外在刺激的强度、社会发展的水平、个体的文化背景等）在个体活动中产生作用的结果。人是能动的实践主体，没有个体的积极参与，个体的发展是不能实现的；在主客观条件大致相似的情况下，个体主观能动性发挥的程度，对人的发展有着决定性的意义。

四、人的发展的特点

1.具有特殊性　人的生物结构与动物有着许多区别，比如人具有高级神经系统、语言器官和双手这些优势，为人掌握语言、进行思维、形成意识、从事改造周围生存环境的创造性劳动提供了生理条件的保证。人又有器官机能未特定化的劣势，使人出生后需要一个相当长的生长成熟期，需要成人的照料，需要在生长中学习。人发展的特殊性，要求我们树立这样的教育信念：人是可教育的和必须受教育的，只有教育才能使新生的个体成为人。

2.具有社会性　个体的发展离不开人类社会。个体学习语言，掌握劳动技能以及形成人的情感、人的意识都必须在社会生活中进行，只有通过社会实践人才能生存，也才能实现由生物人向社会人的转化。人的发展的社会性告诉我们：人的社会化是人的发展的重要标志；教育活动对人的培养不能脱离社会实践，必须依据社会实践的需要并在社会实践中进行。

3.具有能动性　人是理性的动物，每个人都有自己的主观意志，因而人不会消极被动适应环境、适应社会。人具有规划自己的未来和为未来的发展创造条件的能力，人总是根据自己的需要和现有的条件来发展自身。正因为人的自身发展的过程中具有能动性，教育活动始终要把促进学生的自我意识的形成和自我教育能力的培养放在重要位置，才能充分发挥其积极性、创造性以促进学生的发展。

五、人的发展的规律

1.顺序性　个体身心发展具有一定的方向性和先后顺序，既不能逾越，也不会逆向发展。在生理方面，肢体的生长先由头部到躯干，然后到四肢，即从头到尾；大脑皮层的发展是枕叶—颞叶—顶叶—额叶的顺序。心理功能的发展顺序是：从动作思维到具体的形象思维再到抽象的逻辑思维，注意到无意的注意，从机械记忆到理解记忆等。身心发展顺序既不能跳跃，也无法逆转。

个体身心发展的顺序性决定了教育活动的开展必须循序渐进。前一阶段教育要为后一阶段打下基础，后一阶段教育要与前一阶段相互衔接。无论是知识技能的学习还是思想道德的发展，都要从浅到深，从简单到复杂，从具体到抽象。

2.**阶段性**　人的发展变化既体现出量的积累，又表现出质的飞跃。具有代表性的"新质"的数量积累到一定程度，就会表现为质的飞跃，即发展的阶段性。奥地利心理学家弗洛伊德的性心理发展阶段理论、瑞士著名儿童心理学家让·皮亚杰（Jean Piaget，1896—1980）的认知发展阶段理论和美国著名发展心理学家埃里克·埃里克森（Erik Erikson，1902—1994）的社会发展阶段理论根据各自的标准对人生的发展过程进行了划分，并提出了具有重要影响的阶段性理论。总体来看，个体在发展的不同阶段，表现出不同的年龄特征和主要矛盾，面临着不同的发展任务。当然，不同的发展阶段之间是相互关联的，前一个阶段影响着下一个阶段的发展，所以人生的各个阶段对于人的发展来说，不仅具有这个阶段的意义，而且具有人生全过程的意义。个体发展的阶段性要求教育要从学生的实际出发，尊重不同年龄阶段学生的特点，并根据这些特点提出不同的发展任务，运用不同的教学内容和方法有针对性地进行教育教学。

3.**不平衡性**　人的发展在速度和程度上是不平衡的，具有非等速、非线性的特点。主要表现在以下几方面。

第一，同一方面的发展在不同年龄阶段发展不平衡。例如，婴儿脑重在出生时即达到390g，是成人脑重的25%，出生后第一年发展到50%，第二年到第三年发展到75%，以后逐年减慢速度，12岁接近成人水平，到20岁左右停止生长。由此可见，大脑重量的增长速度是先快后慢的。

第二，同年龄段不同方面的发展不平衡。例如，2~3岁的幼儿，口语水平发展速度非常快，一年之内就能掌握5、6种句型和大量词汇。但其动作发展缓慢，蹲、跳、跑能力较弱。

第三，总体发展速度也不平衡。人的生理心理发展都因发展速度不平衡而出现了人生发展的两个高峰。第一个高峰出现在出生后的第一年，此时骨骼、肌肉和器官的生长极快，心理上也从出生时的简单知觉发展到了有记忆、有动作、有思考、能简单表达的水平。第二高峰出现在青春发育期。此时，生理上的各种器官、系统已经接近成人水平，从思维到情感、个性、自我意识，都得到了快速发展。

为了应对身心发展的不平衡性，教育工作者要了解教育对象不同方面发展成熟水平的时期，使教育与成熟程度相适应，从而抓住心身发展的关键时期加强教育，提高心身发展水平。

4.**个别差异性**　正常人的发展要经历几个共同的基本阶段，但个体差异仍然非常明显，每个人的发展优势（方向）、发展速度、高度（达到的水平）往往千差万别。不同个体在同一方面的发展速度和水平不同，如有些人"年少有为"，也有些人"大器晚成"。不同个体在不同方面的发展也存在差异。例如，有的个体逻辑思维能力强，艺术审美水平一般，而有的个体恰恰呈现相反的发展趋势。不同个体的个性心理倾向不同，正如同年龄段个体具有不同的兴趣、性格等。另外，个别差异也表现为不同性别之间的差异，即男女差异。

人的发展的个别差异性要求教育者要深入了解学生，引导学生对不同的发展水平以及不同的兴趣爱好、特长进行因材施教，引导学生扬长避短，发挥长处，促进学生的个性发展。

5.整体性　教育的对象是一个生动的、整体的人，不仅具有生物性和社会性，还表现了个人的独特性。只有从整体上把握教育对象的特点，才能教育人。因此，研究人内在各方面因素的相互关系以及由此形成的人的整体特征，是教育学的特殊任务之一。事实上，人在生理、心理、社会性等方面的发展是紧密联系在一起的，并在人的发展过程中相互作用，使人的发展呈现出明显的整体性。人在生理、心理、社会性等方面的发展有其各自的规律和特点，但这些规律和特点不能取代人的发展的整体性。"整体大于其各部分的总和"是现代整体思维方式的核心。根据系统理论，整个人绝不是其各方面的简单相加，而是内部有一定的秩序和结构。整体中每一方面的变化，必然引起其他方面以至人的整体发生变化；相反，人的整体变化也必然要影响各个方面的变化。由于内部存在着一定的秩序和结构，人的整体发展总是表现出其各方面相对独立发展时所没有的一些性质和功能。

人的发展的整体性要求教育者着眼于学生身心发展的整体性，把学生看作具有发展潜力的完整个体，促进学生在身体、智、德、美等方面全面和谐发展，把学生培养成完整的人。

第二节　影响人的发展的基本因素

人的发展依赖于多个因素，是多个因素协同作用的结果。学界对这些因素有不同的划分，对其在人的发展中的作用也有不同的认识和评价。本节从遗传、环境、个体主观能动性等方面探讨影响人的发展的基本因素。

一、遗传的作用

1.遗传素质为人的身心发展提供必要的生物前提和潜在可能　遗传，又称遗传素质，是指从上一代继承下来的生理解剖上的特点，如机体的形态、结构以及器官和神经系统的特征等。由于这些遗传素质是先天的，因此，它是人类身心发展的物质基础和自然条件。

人脑为人的心理发展提供了物质和生理的前提条件，在后天环境和教育的影响下，人可以学习极其复杂的文化知识和科技，发展自身的智慧和能力，进行发明和创造，这是其他动物不能做到的。

2.遗传素质的成熟程度制约着人的发展过程及其阶段 遗传素质本身遵循逐步成熟的机制，具体表现为人身体各种器官的结构及其功能的发育完善。遗传素质的成熟度，为人在一定年龄阶段的发展提供了可能，也为制约人的发展提供了年龄特征。让一个6个月大的宝宝练习走路，不仅浪费时间，而且不利于其成长。同样，在大多数情况下，让4岁儿童学习高等数学，也是徒劳无功的。这反映了人的遗传素质的发展过程。人的身心发展只有在具备一定的生理基础前提下，其知识技能的学习才有可能实现。

3.遗传素质的差异对人的发展有一定的影响 人类遗传素质的差异不仅表现在体形和感觉器官的功能上，还表现在神经活动的类型上。在医院的婴儿室里，光是观察，出生几天后的宝宝就有不同的外在表现，有的安静易睡，有的活泼易动，有的精力充沛。即使是1~2岁的婴儿，在对外界事物反应的快慢、情感表达的强弱、注意是否容易转移等方面也存在差异，这与大脑的神经活动密切相关。近年来，遗传学领域迅速发展，有关基因的研究表明，遗传素质的差异，对人的发展有很大的影响。在特定领域具有杰出才能的个体，如果后天努力并得到适当的培养，在该领域能比一般人发展得更快、更强。但随着个体年龄的增加和个体功能复杂度的增加，遗传素质的作用也逐渐减弱。

4.遗传素质具有可塑性 随着环境、教育、实践活动的变化，人类遗传素质的表达效果逐渐发生变化，这表明遗传素质具有可塑性。就基因而言，遗传物质中的DNA决定着个体在生理、结构和行为上的潜在性能，但并非所有潜在性能都一定能在其发育的个体中实现，《伤仲永》中的仲永就是一个典型的例子。"用进废退"和"获得性遗传"也说明了遗传素质具有一定的可塑性，它可以随着环境、教育的变化和人类实践活动的深化等作用而逐渐改变。实践证明，个人持续接受专项训练可以提高大脑在某些方面的反应能力。例如，画家比一般人具有更强的颜色鉴别能力，调香师可以具有敏锐的香味鉴别能力等。人的遗传素质发展过程也因人的生活条件而有变化，今天的青少年与50年前的青少年相比平均身高、体重增加，性成熟期提前，智力发展也普遍增强。

二、环境的作用

1.环境是人的发展的外部条件 环境是人的发展的现实基础和资源。环境一般是指个体生存于其中，在个体活动交流中，与个体相互作用，影响个体发展的外部世界。人的生存和发展环境非常复杂，根据其性质可以分为自然环境和社会环境两大类。人作为生物，一定要生活在适当的自然环境中。迄今为止，地球上大部分自然环境经过人的劳动改造，已经逐渐适合人的生存和成长需要。但是，社会作为人的发展是在人类世界实现的，包括人类社会创造的物质文明、制度文明、组织文明（如家庭、学校、社区等）、精神文明

（如文化、科学、艺术等）。

对于儿童的发展来说，环境主要指的是前人的历史活动所创造的个体生活和活动于其中的、与人相互作用的、对人的发展产生影响的那一部分外在世界。该环境包括自然环境，但主要是社会环境，是前人以个人活动为后代所设置的生活环境，包括同儿童生活发生联系的个人与群体，儿童的人际交往与沟通，儿童参与的活动和事件，儿童生活中所接触、运用、适应的行为规则、传统习俗、科学文化、媒体信息等。婴儿自出生起就一直受到环境的各种影响。在环境的影响下，儿童身心发展，获得了一定的生活经验、知识和语言能力，形成了各种思想意识和行为习惯。生活在不同历史时期、不同地域、不同民族、不同社会阶级和阶层中的人，他们的思想意识、道德品质、知识才能和行为习惯都有明显的差异，可以在每个人的思想、品行、才能和习性上打上历史、地域、民族文化和社会阶级和阶层的烙印。一个人的身心发展到什么程度，与他所处的社会环境是分不开的。社会环境是儿童发展的现实条件和现实源泉，对人的发展起着重要而不可替代的作用。

没有社会环境影响，作为生物的人不可能获得社会发展。如人们曾多次发现的"狼孩"，据媒体报道，2007年在俄罗斯卡卢加州一个偏远的狼群经常出没的森林里发现一个男孩，男孩的生活习性与狼相似，他移动时腿部呈半弯曲状，有着非常坚硬而锋利的牙齿，他的指甲长得非常像狼爪。医生们认为，他的实际年龄可能超过10岁，似乎有常人一般的智商，只是不会讲俄语或者其他的人类语言。警察称他为"利奥哈"，可当别人叫他时他却没有任何反应。给他衣服时，他迅速弹跳起来冲入走廊，闯进他的房间，吃食物如一只动物那样狼吞虎咽。在医院仅仅待了24小时，他利用他的"野外技能"躲开医院的监控逃走了。又如23岁的乌克兰女孩奥克萨·马来亚，她从3岁起便与狗相依为命，8岁时才被人发现，她几乎不能讲话，行为举止与狗无异。她在一家诊所生活了15年，但仍然缺少社会生存技能，很难走出诊所开始新的生活。

上述事例说明，从小离开人类社会，依靠动物、与动物一起成长的儿童往往不可能获得人的社会发展。还有一种情况，有的人虽然生活在社会中，但被他人剥离其所在的社会环境，其社会发展同样会受到阻碍。比如在19世纪初，德国巴登大公国王子卡斯巴·豪瑟出生后，争夺王位的宫廷阴谋家将他同普通的婴儿对换，3~4岁时，豪瑟王子被关进幽暗狭小的地牢里，他可以得到必需的食物和水，但从未见过人，直到他17岁时才被解救。据记载，他身高只有144cm，膝盖已变形，难以步行，目光呆滞，怕光，但在黑暗中视力良好，能看到180步以外的马匹，听觉、嗅觉比较灵敏，不具备语言沟通能力，智力如同幼儿。他22岁时，遇刺身亡。经解剖发现，他的大脑特别小，甚至没有覆盖住小脑。

事实上，遗传提供的发展潜能只有在一定的社会环境下才能变为现实。"近朱者赤，近墨者黑""蓬生麻中，不扶而直"和"孟母三迁"的故事，都强调了社会环境对人的发展的影响。

2.环境具有给定性，也具有选择性　环境的给定性指的是由自然、历史，由前人、他人为儿童个体所创设的环境，它对于儿童来说是客观的、先天的、既定的。儿童个体不能决定自己的出身，无法选择父母、兄妹、家庭、民族，总是生活在一定的群体、社会、地域、国家、阶级和阶层中，他必须继承以往的历史所创造的生活资料、生产资料、生产关系、社会关系、社会制度、语言文字、科学技术、意识形态、文化传统、教育模式、生活方式、思维方式、行为方式等。而成年人的有意组织和指引也会影响着儿童的发展。

婴儿出生在一定社会及家庭环境，便是给人的未来发展设定了一个框架，但这并不意味着环境和人的未来发展都已尘埃落定，环境与人都还会继续发生变化。例如，一个出生于2020年的中国婴儿，他所处的客观环境是：亚洲东方的亚热带/温带地区；21世纪的人类社会，全球化、信息化的水平越来越高；中国的改革开放和社会主义现代化建设取得了巨大的成绩，接近全面建成小康社会；九年义务教育完全普及，职业技术教育快速发展，高等教育趋向大众化等。该年出生的任何一个中国婴儿，都处于这样的一个大致相同的环境里，当然，各个儿童的家庭环境、社区环境和个人的社会关系又有千差万别，而这些环境仍在继续发生变化，特别是还可能发生不以自身意志为转移的重大的社会事件或家庭问题，这些都会深刻影响他们的思想情感、价值观念、生活方式，甚至改变他们一生的命运。因而儿童只能在先天既定的环境中生活，无法抗拒或摆脱环境的影响与限制，只能不断适应环境，并从中获得自身的生存与发展。

但是，环境的给定性并不意味着人的发展、人的命运只能朝着既定轨迹前进。人的一生在不同的时间往往会遇到不同的机遇，因此每个人的未来都具有很多的可能性与不确定性。尽管外在的客观环境对人的发展具有重大影响，可是环境是一个极其复杂多变的外在因素。如美国著名教育家约翰·杜威（John Dewey，1859—1952）曾指出，"环境包括促成或阻碍、刺激或抑制生物活动的各种条件"。此外，环境对人的发展所起作用的性质和力度也各不相同，因为人是具有主观能动性的个体，即使是刚出生的婴儿，也会本能地通过哭闹来影响、吸引父母的关注，以改善他们的生活环境；随着年龄和经验的增长，人的能动性、自主性、选择性、创造性在逐步增长，其适应甚至改造环境的能力以及人与环境的协作频率也在逐步提高。因此，为人的发展提供各种各样条件的环境，在人的发展过程中究竟能起多大程度的作用，能起什么性质的作用，在很大程度上取决于个人对待环境的态度。对某种环境抱有消极态度的人，不能关注、了解环境，就不能利用环境，环境便成为其发展的一种限制；而对某种环境抱有积极态度的人，则能对环境产生极大的兴趣，了解和利用环境，激发、锻炼和促进自身各方面的发展与提高，环境就为其发展提供了多种可能。有的人在逆境中奋起，有的人在逆境中消沉；有的人在顺境中如鱼得水，有的人在顺境中却虚度光阴。同样的环境对有的人是障碍和限制，而对另一些人则是发展的希望和可能。

3.环境对人的发展的作用离不开人对环境的能动活动　环境无法限制人的主观选择，反而有了环境所给出的发展框架，人的能动性、创造性反而能得到激发。当然，个体周围的环境条件也处于动态的发展过程中，二者的相互作用使得人的发展具有无数种可能性。因此，人一生的道路总是沿着给定性和选择性、不确定性和确定性的轨迹前行的。例如，小林以当地第一名的成绩考入重点高校，按理说他本应该成为社会栋梁。但是入学后，他沉迷于电子游戏，无法适应大学课堂的学习节奏，多门课程不及格，情绪也一落千丈，变得意志消沉，更无心学习，也无法处理好同学间的人际关系，多次被要求退学。可是世上也有许多人虽身处恶劣的环境，但面对逆境，选择了乐观、坚强、奋进，一样获得了非凡的成就。"人不能选择环境，但可以选择对待环境的态度"，正是反映了环境的给定性与选择性。

总体而言，环境给人所提供的发展的条件、资源、刺激和机遇是各不相同的，人对环境影响做出的选择和反应也是各有差异，由此形成了千差万别的个体生活和独特的个体发展状况。现代社会在加速进步，市场经济、人际交往、科学文化、信息技术等方面的飞速发展使得人的生存环境有了根本性的变化，也让环境对人的影响更加纷繁复杂。但是，由于人的能动性随着年龄的增长和经验的增强，环境对人的影响随着人的发展而相对削弱。如幼儿期和童年期，环境的影响相对较大；当人的自我意识得到较高的发展时，环境的影响就相对减弱，性质也由限制逐渐转向更有效地利用。此外，环境影响还随个体活动能力的大小而变化。人在幼儿期和童年期的活动能力不强，活动范围不大，影响环境的能力不强；到了青壮年时期，人变得经验丰富、视野开阔、兴趣广泛、精力充沛，活动的范围大大拓宽，影响和改变环境的能力大大提高，人与环境的互动程度也逐渐提高，不仅推动了环境的改善，而且促进了自身的发展。

三、个体主观能动性的作用

1.主观能动性是在人的活动中产生和表现出来的　人的主观能动性是在人的社会活动中产生的，并在人的社会活动中显现。在人的社会生活与活动过程中，为了解决生存和发展的需要，人始终是作为活动的主体而存在的。人不仅是认识和改造客观世界的主体，同时也是认识和改造自身的主体，并在认识和改造客观世界和自身的过程中表现出能动性的。马克思曾经说过，环境的改变和人的活动或自我改变的一致，只能被看作是并合理地理解为革命的实践。离开人的活动，遗传素质和环境所赋予的一切发展条件，都不可能成为人的发展的现实。人的活动是社会及其全部价值存在与发展的本源，是人的生命以及人个性的发展与形成的源泉。皮亚杰也曾指出，在教育活动中，儿童具有他（她）自己真实的活动，而且无法真正利用这些活动并扩展活动的范围，教育就不能成功。因此，从实现个体发展的各种可能性这一层面来说，人的活动、社会实践是人的发展的决定性因素。

教育学如果离开了活动，就不可能解决任何一项教育教学培养人的任务。学生的主体活动既是学生生存和发展的方式，又是决定教育成效的重要基础。前苏联著名心理学家谢尔盖·列昂尼多维奇·鲁宾斯坦（Sergey Leonidovich Rubinstein，1889—1960）曾指出，教育者如果企图不经由儿童自己的活动去掌握知识、培养品德，反而将知识、品德要求强加到儿童身上的话，那么儿童智力发展、精神发展和个性的基础就会被破坏。因此，教育必须通过引领和组织学生的主体活动来促进学生的身心与个性的发展。

2.主观能动性是人的发展的内在动力　人是社会历史活动的主体，并在社会实践的基础上逐步形成了自身特有的能动性。人的能动性包括两方面内容：一是人们在社会实践的基础上能动地认识世界，二是在认识的指导下通过实践能动地改造世界。空有认识，不把认识变为改造世界的行动，人的能动作用无从体现；没有认识指导下的实践是盲目的，也难以达到改造世界的目的。只有把对世界的认识和改造活动结合起来，才能充分表现出人之特有的能动性。

人不仅是社会历史活动的主体，而且是自身发展的主体。人在自身的发展过程中也会表现出人所特有的能动性，主要表现为他们在活动和交往的基础上能动地进行自我认识、自我建构和自我创造。

人的能动性不仅影响人对环境的选择，而且影响人对环境的加工。皮亚杰的发生认识论表明，不同年龄阶段的儿童具有不同的认知结构。外界刺激的输入必须通过儿童内部已有的认知结构的过滤，并以改变了的形式被儿童吸收和同化，或者儿童改变自己的认知结构来顺应外部刺激。儿童正是在这种同化与顺应的过程中实现自身的认知发展的。因此，儿童的学习过程不是一个消极被动接受的过程，而是一个积极主动建构的过程。

学习者受教育过程在很大程度上是增进其社会生产经验和社会生活经验的过程，是把社会的精神文明财富内化为自身财富的过程。这种内化过程不能直接被等同于知识的灌输，它要求学生必须能动地主动探索、主动发现知识并进行意义建构。如果学习者没有求知的欲望，缺乏学习的动力，不主动地对知识进行加工，那么教育者所传授的内容并不会变成其精神财富。在日常生活中，即使身处环境条件大致相同的班级教学课堂里，每个学生对学习的态度、学习的表现也是各不相同的。美国教育心理学家莫里斯·比格（Morris L. Bigge，1908—2000）的研究指出，外部环境的东西如不被个人注意和作用，就无法影响个体的心理和行为；一旦被个体觉察并与个体活动发生相互作用，就构成个体的生活空间，影响其心理和行为。在个体的社会生活环境中，个体和其心理环境是相互作用且相辅相成的。每个人的需求不一，对外部环境的关注、发掘和互动也随之发生变化，活动环境的不同使得个体的心理活动和行为表现也各有差异。比如，在同一课堂中，有的学生在专心致志地投入课堂活动，课堂活动以外的事物并没有进入学生的注意范围，因此，教师的讲授和师生、学生之间的互动即构成个体活动环境的主体，而有的学生虽身在教室心里却想着教学活动以外的事情，或关注窗外，或想着下课后的欢快活动，教师的讲解、演示则处于其活动环境之外。这就是为什么在同样的环境和教育条件下，每个学生发展的特点和成就有可能各不相同。归根到底，学习效果主要取决于个体自身的态度，取决于个体在学习、劳动和科研中所采用的方法和付出的精力以及主观能动性的发挥状况。

3.主观能动性影响人的自我设计和自我奋斗　随着个体的身心逐渐发展，其自我意识和自我控制能力也在不断增强，因而个体也就能够逐步有目的、自觉地调控自身的发展。人不仅能把握自己与外部世界的关系，而且能把自身的发展视为其提升认知的对象和有意识实践的对象，人能进行自我设计和自我奋斗。只有达到了这一水平，人才在完全意义上成为自我发展的主体。这是一个自我超越的过程。

人的自我设计和自我奋斗主要表现在两个方面：一方面是在认识自己与周围环境现实关系的前提下，不断地为自己的发展创造条件，而不是消极地期待客观条件的成熟；另一方面是勾勒自己未来的前景，选择自己的发展目标，策划实现该目标的行动，并坚持行动，在实践中不断反思与调整个人的奋斗目标、策略和行为，不断克服困难和干扰，以实现自我发展。

人在发展过程中的自我设计和自我奋斗，实际上是人有意识地复盘以往的已有自我、调控今日的现实自我、筹划未来的理想自我，并在这个过程中不断增强"自我塑造"的动力与能力。它把个体发展的过去、现在、未来在脑海中联结起来，根据人的已有水平来把控未来的发展方向，并自觉地凭借未来的自我发展目标支配今日的行为。个体的过去和未来在当下的自我奋斗活动中连接融通。正是在这个意义上我们高度评价个体主观能动性在人身心发展中的作用，它赋予了个体在一定条件下主宰自身命运的可能。人不仅是遗传和环境相互作用的产物，人也是自我选择与自我建构的产物。随着个体的自我意识的提高和社会经验的丰富，个体的主观能动性将逐渐增强，其在个体的发展中的作用也越来越大。

综上所述，影响人的身心发展的因素是多方面的。遗传素质是人的身心发展的物质前提，环境为个体的发展提供了多种可能，主观能动性是人的身心发展的内因和动力。这些因素彼此关联，相互配合，共同发挥作用，促进人的身心发展。

第三节 教育对人的发展的作用

一、教育在人的身心发展中起引领作用

人类的遗传物质为个体发展提供了物质前提，环境为个体发展提供了资源和条件，个体活动触发了个体的潜能并开启了环境的互动，推动了个体的身心发展。然而，在现实的生活中，影响人的发展的还有教育这一因素。因为在影响个人身心发展的诸因素相互作用的发展历程中，不断发展、细化的教育因素显得特别重要；教育尤其是学校教育，使得影响人的发展过程加入了教育者这一主体，使环境成为经过比较选择、精细设计的学习场所，使学习者的身心发展活动富有成效，从而有意识地引领年轻一代由生物人发展成为社会人，成为社会所需要的人才，以确保人类文化的代代传承与持续发展。

事实上，新生儿虽然具有遗传的能动本性、潜质与潜能，在环境的影响下，他们能够自发地感知事物，与人交往，模仿大人学会吃、喝、行走等简单的生活动作。事实上，许多东西并不需要有意识地加以讲授，幼儿在环境的影响下，就能独自地获得经验，自发地养成初步的生活习惯。然而，对于学习前人在历史发展过程中创造的文化，如学习语言、文字及其承载的知识和道德精神，如果没有教育有目的地组织、引领、传授、关怀和帮扶，幼儿只靠环境的自发影响和个人的内在能力是很难学会的。美国著名教育家杜威曾指出："人生来不仅不了解，而且十分不关心社会群体的目的和习惯，必须使他们认识它们，主动地感兴趣。教育，只有教育能弥补这个缺陷。"

教育在年轻一代的发展中也同样起着极其重要的引领作用，主要体现在有意识地为年轻一代的成长选择、建构、调控良好的环境，对他们的生活、交往、学习与实践等活动进行正确的教导、示范和辅助，并注重尊重他们的主体地位和激发、引导他们内在的学习动力与自我发展的能动性、自主性和自为性，从各方面引领、关怀、维护他们的发展。

二、家庭教育在人的身心发展中的基础地位

习近平总书记曾指出"家庭是社会的基本细胞，是人生的第一所学校"，家庭教育必须正视并高度重视。家庭教育是一个人接受最早、最长久的教育。家庭作为开展学前教育的重要环境，对孩子三观的形成、个性的发展以及道德的提高都有很大的影响。孩子在婴幼儿时期接受的家庭教育，将为今后的整个人生打下坚实的基础："三岁看大，七岁看老"。因此，中国自古就崇尚"蒙以养正"，也就是从小就要开始教育。

1.家庭教育的启蒙性 我国著名教育家蔡元培先生曾说:"家庭者,人生最初之学校也"。家庭是孩子生命的摇篮,是人出生后接受教育的第一个地方,是人生的第一个课堂。父母是孩子的第一位老师,是真正的启蒙之师。家庭教育从蒙童开始,从幼时开始。这一时期不仅是智力发展最快的时期,也是养成习惯、陶冶气质、修养品格、锻炼意志的最有利时期。孩子与父母之间天然的血缘关系,使孩子出生后接受自然的家庭教育,父母的言行、喜怒哀乐都对婴幼儿在不知不觉中产生熏陶感染作用。

2.家庭教育的关键性 家庭教育的关键性体现在婴幼儿的学前发展具有很多关键期,如婴幼儿期是孩子学习口语的关键期,从乳儿期模仿发音,到婴儿期掌握词汇,再到幼儿期口语表达迅速发展,在正常的生活和教育条件下,6岁前基本具备流畅的语言表达能力,这是自然赋予幼儿的语言敏感期。如果个体在婴幼儿时期被剥夺了正常语言环境,错过了语言发展的关键期,即使后天进行再多的补救也只会收获甚微。而且,教育与培养良好习惯息息相关,然而个体习惯的培养也有关键期,我国著名教育家陈鹤琴认为:"人类的动作十分之八九是习惯,而这种习惯又大部分是在幼年养成的。"因此,家庭教育的主体,即个体的父母或长辈必须把握个体发展稍纵即逝的关键期,适时给予适当环境刺激,发挥家庭教育应有效能。

3.家庭教育的持续性 家庭教育的持续性体现在时间和效果两个方面。与学校教育的阶段性和社会教育的随机性相比,家庭教育具有时间上的连续性。在进入幼儿园之前,婴幼儿大部分时间都在家里接受教育。即便是在后续的九年义务教育阶段,学生的在校时间比较长,但家庭依然是个人受教育、三观打造的沃土。进入大学后,家庭教育也仍然是个人独立才能的重要支撑,父母是孩子的终身教师。心理学上的首因效应本质上是一种优先效应,即不同的信息结合在一起的时候,人们总是倾向于重视前面的信息,即使同样重视后面的信息,也会认为后面的信息是非本质的、偶然的,习惯于按照前面的信息解释后面的信息,以形成整体一致的印象。家庭教育是孩子最初接受的教育,加上父母和孩子的血脉亲情,家庭教育往往是最直接、最真诚、最引起共鸣、对个人影响最深的教育形式。

家庭是社会的细胞,是人类成长的基础。家庭教育是教育体系的基石,是一切教育的基础。家庭教育起步时间最早,持续时间最长,内容丰富,形式特殊,效果持续,影响深远。每个家长都要充分重视家庭教育,为孩子扣好人生第一颗扣子,为国家培养合格的社会主义接班人。

三、学校教育在人的身心发展中的特殊地位

学校教育是教育者有意识地按照个体身心发展规律精心布置的学习环境,其最大特点是将被选择、重组的、人类长期积累的文化知识作为环境要素与儿童互动,促进儿童发

展，使他们成为社会支柱。美国教育家赫钦斯说："教育意味着教学。教学意味着知识。"

从根本上看，学校教育对儿童学习和知识习得的高度重视主要是基于儿童成长和发展的需要。心理学研究表明，人的发展是个人心理的"内化"。前苏联著名心理学家维果斯基曾经研究个体心理的"内化"过程，创立了"文化历史发展理论"来解释人类不同于动物的高级心理功能。维果斯基根据恩格斯关于劳动在人类借助于工具进行生产和改造自然过程中的作用的思想，详细地论述了人类高级心理机能的社会起源及其中介性。他指出，必须区分生物进化带来的低级心理功能和作为历史发展结果的高级心理功能两种心理功能。高级心理功能的实质是人在活动和交往过程中，随着对符号系统的掌握，从而使人在最初低级心理功能的基础上形成了各种相应的新的心理功能。因此，高级心理功能的发展是以"心理工具"——人类社会所特有的语言和符号系统为中介的，是受社会历史发展的规律所制约的。学习语言符号系统所承载的社会经验，是个人心理"内化"的必由之路。他还研究了儿童概念的形成和发展，指出儿童的科学概念对日常概念的主导作用。根据这一理论和他的"最近发展区"概念，他提出了"走在发展的前面，引导发展才是好的教育"的教育理念。

教育是社会环境的一部分，但它对人的身心发展的影响，一般是正面可控的。康德曾经说过："人只有通过教育才能成为人"。在影响人的发展的因素中，可以说学校教育对人的发展，特别是年轻一代的发展起着主导作用和促进作用。

1.学校教育具有明确的目的性和方向性　学校是专门培养人的活动场所。学校教育能根据一定社会、政治、经济和生产力发展的需要，按照既定的教育方针，安排符合各方需求的内容，采取行之有效的教学方法，利用集中的时间对人进行系统的教育和训练，使个体具备比较系统的文化科学知识和技能，形成一定的世界观和道德品质。

2.学校教育具有较强的计划性和系统性　学校教育是在各种严格的规章制度的制约下开展的培养人的活动。而校规等规章制度是良好教学秩序的保障，它可以把人的发展所需的全部时间和空间都纳入考虑范围内，助力教育可以顺利、循序渐进地进行。同时，大规模学校教育拥有严谨的知识体系，这些内容既照顾到社会、政治、经济层面对人才培养规格，对生产力提升的需要，又考虑了知识技能习得的逻辑顺序、学生的年龄特征及其接受能力，因而保证了人才培养的高质量与高效率。

3.学校教育具有高度的专业性和组织性　学校教育主要通过专业教育机构学校开展育人活动。它按照一定的教学目的，设置各级各类组织机构，拥有受过专业教育和培训的教育者，在比较完善的条件下组织学习者按照一定的教学要求在专业的教学过程中进行教学和培训，因此，它对学习者身心发展的影响和作用比其他任何社会活动都大而且有效。

4.学校教育可控制和利用各种环境因素对人的自发影响　学校教育限制和排除绝大多数不良环境因素对学习者的干扰，利用和发挥所有正面因素的培养作用，确保学习者的积极发展。根据学习者的遗传素质，有意识地扬长避短，使先天遗传素质向有利于学习者成长的方向发展。然而，教育的主导作用不仅需要依赖于学习者所处的社会条件，也不能违背个体身心发展的客观规律。

5.学校教育能显著提升人的现代性　在社会发展的不同阶段，教育对人的发展所起的作用并不完全相同。与古代社会相比，现代社会对人的发展提出了越来越高的要求，教育对人的发展的作用也越来越大，这在人的现代化发展方面表现得尤为明显。

教育之所以能在人的现代化过程中起着重要的作用，是因为学生在学校里不仅学会了读、写、算等各个方面的基本知识与技能，而且学到了与他们个人的发展和他们国家的未来有关的态度、价值和行为方式。"那些在校时间较长的人，不仅知识更多，而且言辞也更流利。他们有一种不同的时间感，有更强的个人与社会效能感；他们更积极地参与社区事务；更多地向新观念、新经验和新的人开放；与不同的人互动，对属下和少数人显示出更多的关心。他们更重视科学，更容易接受变化，而且准备限制其孩子的数量。简言之，由于有受到更多正式教育之利，他们的个人性格无疑是比较现代的。"我国正在进行社会主义现代化建设，人的现代化是社会现代化的重要基础和前提条件。我们应当优先发展教育，高度重视并充分发挥教育对人的现代化的促进作用。

四、学校教育在人的身心发展中的特殊功能

1.规范性功能　学校教育根据社会对人的基本要求，对不同年龄、不同专业人才的培养要求进行相应的调整，有意识地以教育目的的形式规范学校的其他工作，通过各种教学活动使学生达到规范化的要求。

2.加速人的发展的功能　学校教育是目标明确、时间相对集中、有专人指导并进行专门组织的教育活动，此外，学校教育使个体处在一定的学习群体中，每个学生的发展水平有差异，这也有助于加速学生个人的发展。

3.即时与延时功能　学校教育的内容大部分具有普遍性和基础性，即使是专科学校的教育内容，也属于该领域的普遍性和基础性部分，对人今后的进一步学习具有长期价值。此外，学校教育提高了个人需求水平、自我意识和自我教育的能力，这对人的发展具有更长远的意义。

4.开发人的特殊才能和发展个性的功能　在特殊才能开发方面，普通学校教学内容的多面性和同一学生群体中学生之间表现出来的差异性，有助于学生个人特殊才能的表现和发挥。在个性发展方面，学校教师和领导应具备教育学和心理学方面的知识素养，这有助于他们发现学生的个性，并尊重和注意学生个性的健康发展。同时，学生的集体生活也有助于他们从别人身上汲取养分，丰富自己的个性。

五、教育革命在人的身心发展中起调节作用

人工智能在全球的崛起，促使许多行业发生了深刻的变革，也引发了工业、医疗、金融、交通等相关行业的布局调整和转型升级。然而，作为和每个人息息相关的教育领域，人工智能与其的深度融合还面临许多挑战，目前的教育模式仍以传统教育为主导，重大变革性的乃至革命性的探索依然任重而道远。然而，传统大规模教育的模式仍然存在显著的弊端，尤其在学生的全面发展、学习模式的创新等方面劣势明显。事实上，无论是基础教育，还是高等教育，自第三次教育革命后的几百年来，虽然有一些重要的改革和事件发生，但就教育中"教与学"两个主体的关系、教育教学组织模式以及教育教学手段和技术而言，传统方式仍然是当下教育体系的主流形态。近年来，一批国内外互联网和信息行业巨头已将目光投向了教育领域，探索如何使新兴技术与教育紧密结合，试图推动新教育革命的发生。在我国，教育领域和商业领域共同推动的新技术与教育的结合同样是风云涌动、大潮渐起，从互联网巨头跨界、抢占滩头，到AI新贵崛起，再到一个个解决方案落地，都无疑宣告着同一信号：教育领域正处于新技术变革的活跃期，一场教育革命可能正在到来。

1.教育革命可以增加弱势群体的社会流动性　由于学生的先天能力差异很大，教育者对初入校园的学生不会抱有过高的期待值。从校园生活的最初几周和几个月开始，这种差异就在不断扩大，而不同的学校经历更是加速了这一过程。将普通学校和重点学校比较，不难发现学校的师生比例、教师的素质和经验、课上的行为和动机、学习的进度和目标、每名学生的学费以及学校与家庭之间的交流等，全都存在着很大的差异。其中，差异最大的就是这两者的教学质量和班级规模差异。

因此，我国一直重点关注和着力解决基础教育的公平问题。如何让个体能够接受相同的优质教育，尤其是相同的优质教师和资源，是困扰教育界的一个难题。教育公平在信息化时代有了新的发展，教育信息化资源的建设、教师素养的提高为因为地域不同或极端地理环境而不能接受教育的人们接受更好的教育提供了机会。

2.教育革命可以适配不同人的学习进度差异　班级授课制度下，学生的学习步调随年龄而定，每年的九月无论个体是否已经习得相应的内容，它们都需要升入新的年级。这种模式不利于学生按照最佳的速度学习。课讲得慢，落后于学生的学习进程，学生就会厌倦；讲得太快学生又跟不上，而且很容易挫伤他们的学习信心和动力，不敢向老师提问或寻求帮助。但随着新一代教育革命的到来，每个孩子都能按照自己的节奏进行学习。人工智能可以在学生想更快进步的时候加快教学进度，并在他们疲倦或不适的时候放缓节奏。它很清楚学生的状态，知道最佳的鼓励方式，所选的材料也最契合学年里每一天所学的知识。如果课后学生还想在家学习，人工智能也能做到。最好的老师一定会知道每个学生每

天都需要什么，但在大班授课模式下，他们根本没有时间给予学生应有的关注。

3.教育革命可以扩宽学习者的智力发展范围　在大班授课模式下，中小学和大学都只专注于人类智力发展的一小部分。当然，也有机构可以为孩子提供更加丰富的教学内容，像情感发展、体育锻炼、艺术培养和道德熏陶等，但这些机构往往只有家庭条件好的学生才上得起。毫无疑问，这些孩子在生活中拥有更好的学习机会。他们只要涉猎广泛又小有成就，就很容易获得上司的青睐。因此，精英阶层就能轻而易举地固化其社会地位。

当下，学生必须在规定时间内完成课程任务，因此很难腾出其他时间来开展其他项目。人工智能可以加快课堂上进行语言和逻辑教学的速度，为学生们提供了更加丰富多彩的知识，更好地提升每个孩子的认知能力，让学生腾出更多的时间和精力来开展其他活动。因此，它在学生的"多元"智能培养上起着重要的作用。学生会有更多的时间和机会来增强道德意识，丰富自身情感还能培养个人爱好。音乐、戏剧、舞蹈、创意写作、绘画、艺术史、阅读、哲学和志愿服务，这些课程在未来的中小学和大学中都将在人工智能技术的协助下得以更好地开展实施。而且，人工智能技术还能增强学生的自信，提升他们的信息素养，让他们更出色地适应未来社会的生活。

4.教育革命可以尊重社会个体的个性化发展　班级授课制度下的传统教育有一个设想之外的副作用，就是学生的同质化。这是由于学生享有的是同一套知识体系，独立思考的空间很小，考试也往往只是寻求一个唯一的标准答案，对就是对，错就是错，几乎没有个性化的可能。学生很清楚，要想在课上取得进步，就需要给出"正确的"答案，而不是"自己的"答案。

新一代教育革命改变了这种束缚学生个性的教学法。在数学、物理这些学科中，标准答案仍然存在，算出标准答案的方法也是固定的，学生必须学；但在社会学科，尤其是人文学科方面，人工智能让学生有了说出自己想法的机会。中小学生和大学生可以有更多的时间和机会去探寻自己的看法，也有了更多的时间和机会去倾听别人的想法并做出反馈。这和大规模教学模式完全不同。传统模式下，学生的大脑早被知识塞满了，根本没机会反思自己。理性和智力固然重要，但并不是全部。在这个新时代，学习者将会有更多了解自己、认识自己的机会，并在生活中发现更多的意义和乐趣。

5.教育革命可以鼓励个体投入终身学习事业　班级授课制度强调要在中小学和大学进行正规学习，无意中也就传播了这样一种观念：只要离开了学校，就不用学习了。在传统教育模式下，学生往往觉得上学只是为了履行义务，而不是为了自己。新技术能帮助更多人发现学习的乐趣，保持他们的好奇心，培养终身思考的习惯。学习是无止境的，充满了无穷无尽的魅力。它不该在16岁、18岁、21岁或是25岁就止步。真正开明的人终其一生都会像婴儿一样如饥似渴地学习。

重点回顾

目标检测

重点回顾

参考答案

一、选择题

1.人的身心发展有不同的阶段，"心理断乳期"一般发生在（　　）。

A.幼儿阶段　　　　　　　　B.青少年阶段

C.成年阶段　　　　　　　　D.老年阶段

2.对童年期的学生，在教学内容上应多讲一些比较具体的知识和浅显的道理；在教学方法上，多采用直观教具。这体现了教育要适应儿童身心发展的（　　）特点。

A.稳定性　　　　　　　　　B.阶段性

C.不平衡性　　　　　　　　D.个别差异性

3.当代教育家苏霍姆林斯基在他曾担任校长的帕夫雷什中学创立了几十个课外兴趣小组供学生选择。这反映了教育必须适应发展的（　　）特点。

A.顺序性　　　　　　　　　B.稳定性

C.可变性　　　　　　　　　D.个别差异性

4."唯上智与下愚不移""生而知之"等反映了影响人的发展因素的理论是（　　）。

A.环境决定论　　　　　　　B.遗传决定论

C.教育万能论　　　　　　　D.儿童学理论

5.在外部条件大致相同的课堂教学中，每个学生学习的需要和动机不同，对教学的态度和行为也各式各样，这反映了下列因素中对学生身心发展产生影响的是（　　）。

A.遗传素质　　　　　　　　B.家庭背景

C.社会环境　　　　　　　　D.主观能动性

6."如果让6个月婴儿走路，不但徒劳而且无益。同理，让4岁的儿童学高等数学，也难以成功。"这说明（　　）。

A.遗传素质的成熟程度制约着人的发展过程及其阶段

B.遗传素质的差异性对人的发展有一定影响

C.遗传素质具有可塑性

D.遗传素质决定了人发展的最终结果

7.	"在影响人的身心发展的诸因素中，教育，尤其是学校教育在人的身心发展中起（　　）。"

	A.决定作用　　　　　　　　B.动力作用

	C.主导作用　　　　　　　　D.基础作用

二、思考题

1.人的发展有哪些规律和特点？教育怎样适应人的发展规律和特点？

2.有人认为近墨者黑，有人认为近墨者未必黑。请联系自我成长的实际谈谈你的看法。

3.为什么说教育对人的发展具有引领作用？如何发挥教育的引领作用？有人说，没有教不好的学生，只有教不好的教师。又有人说，再好的教师也不可能教会顽石点头。我们应当怎么看待这一争议？

4.请结合材料分析影响胡哲成长与成功的主要因素及各因素之间的关系。

尼克·胡哲，澳大利亚演讲家，金融理财和地产学士，出版自传式图书《人生不设限》《坚强站立：你能战胜欺凌》，做客香港凤凰卫视电视谈话节目《鲁豫有约》。他天生没有四肢，只在左侧臀部以下位置有一个带着两个脚趾的小"脚"。但在父母帮助与鼓励下，经过长期训练与学习，他可以打字、取物、踢球、打高尔夫、冲浪。通过学校老师的帮助，他从17岁起开始演讲，向人们介绍自己不屈服于命运的经历，迄今已到过35个国家和地区。

第四章　教育的主要形态

> ✋ **学习目标**
>
> 1.掌握教育的三种主要形态的涵义和特点。
> 2.熟悉并全面认识三种教育形态的作用以及相互之间的联系。
> 3.了解教育三种形态的发展历史、发展趋势。

本章主要介绍教育形态。一个社会的教育由社会教育、家庭教育、学校教育三种形态统一构成。教育对社会发展和人自身发展具有极其重要的意义。全面认识教育形态，深刻揭示社会教育、家庭教育的作用和规律，把握学校教育与社会教育、家庭教育的统一联系，也是教育学基础的重要学习任务。

第一节　家庭教育

一、家庭教育的意义

家庭教育是指家庭内父母或其他年长者对新一代或其他家庭成员有目的、有意识地进行教育。这个家庭教育的定义包括两个含义：一是父母等年长一代对儿童的教育，第二是对成年家庭成员的教育。过去只把家庭教育理解为前者，认为后者不包括在内。其实，家庭教育作为一种教育形态，不仅对孩子，对成年人也有教育意义。所以，家庭教育也从其意义上有广义和狭义之分。广义的家庭教育主要是指一个人在一生中受到的来自家庭其他成员的有目的、有意识的影响。狭义的家庭教育是指从一个人出生到成年，父母或家庭中其他的年长者的有意识的教育。我们这里研究的主要是狭义的家庭教育。

二、家庭教育的发展历史

从家庭诞生那天起，就有家庭教育。随着家庭历史性地发展，家庭教育的形式和地位，也随着家庭的发展而变化。家庭是婚姻与血缘亲属关系或领养关系相结合的社会群体，是社会的基本单位。

家庭具有多种功能，一般包括以下几种。

（1）生育功能，即生儿育女，人类自身再生产功能。

（2）生产功能，即物质财富生产和再生产的经济功能。

（3）教育功能，即年轻一代的培养教育功能。

（4）抚养功能，即儿童的养育和老人的抚养功能。

（5）消费功能，即物质和精神财富享受功能等。

家庭的这些功能随着社会的发展而逐渐变化。现代社会中，随着大工业的发展和生产的社会化，男女都走出家庭，参与社会生产的家庭不再是生产单位（当然在经济不发达地区家庭的生产功能在一定时期存在），家庭的抚养功能也将随着社会保障体系的完善而逐渐弱化。只有生育功能才是家庭永远不能消失的功能。只要有育儿，家庭教育就一定存在。尽管社会教育和学校教育不断发展，但家庭教育并不会被完全替代。

三、家庭教育的特点

1. 家庭教育的先导性　一个人最早接受的教育是家庭教育，最早的教育者是父母。家庭的生活环境和父母的言行，从小就对孩子产生了深远的影响。儿童正是从这些家庭教育因素中学习思维和语言交流，区分美丑，识别善恶荣辱，形成了最初的道德观念和行为习惯。儿童受到的这些教育，将成为其发展的重要基础和出发点。

儿童在家庭中接受的初步教育对后来的学校教育、社会教育具有先导性质。由于家庭教育已经在儿童心理上起到了初步的定式作用，它对后继教育必须经常进行筛选。在受到新的影响时，儿童经常根据家庭以前灌输给他的价值观来修正自己的经验，并不断地将自己的价值观和经验对照家人的经验，建立循环式的反馈。家庭教育成为青少年儿童接受后续教育的过滤器。

2. 家庭教育的感染性　感染性是情感的一个重要特征，指一个人的喜怒哀乐等情感，能引起其他人产生类似或与之相关的情感。它就像一种无声的语言，对人起着感化的作用。它是一种潜在的教育力量，在教育中具有特殊的意义。由于亲子之间有着天然的血缘关系，彼此心灵相通，感情的感染性显得更强。父母的好恶往往决定孩子的言行。在家庭教育中，父母对子女的这种情感感染作用是言语说教所无法替代的。

3. 家庭教育的权威性　权威是以服从为特征的社会关系。权威不仅对一个国家或集团的正常运作起着至关重要的作用，对取得良好的教育效果，更是起着不可忽视的作用。在家庭教育中，家长在孩子心目中的权威性是家长有效教育和影响孩子的重要前提，此外，与学校教育、社会教育相比，家庭教育具有更大的权威性。这是因为父母是孩子的天然尊长，血缘上的亲密关系和经济上的依赖性使孩子对父母有特别的依恋和信任。加之，父母通过自己的努力得到社会的认同和尊重，有着丰富的经验和成熟的思想意识等，这一切都使父母在孩子心中树立了一个高高在上、权威的形象，使孩子养成了对父母的尊敬和信任心理。当孩子形成这种心理定式后，就可以主动接受父母的要求和劝说，朝着父母希望的方向发展，使家庭教育达到预期的目的。

4.家庭教育的对象性　鲜明的针对性，是家庭教育的另一个特色。孩子出生后，进入家庭生活，与父母形影不离，朝夕相处，接触父母的机会最多，相处的时间最长，因此只有父母才能全面、细致地了解自己的孩子。同时，由于孩子对父母的信任感和安全感，孩子表现出来的个性非常逼真，所以父母可以深入了解孩子。由此，家庭教育从实际出发，对症下药，精准放箭，进行精准教育就容易了。家庭教育有针对性且及时，教学方式方法选择得当，教学内容也得当，体现了极大的灵活性，充满了家庭的个性色彩。

5.家庭教育的生涯性　人的一生中，享受最长时间的教育，是家庭教育，家庭教育具有终身性的特点。学校教育和社会教育无论时间长短，都只是阶段性的、断断续续的教育。家庭教育不是这样的。它不仅在未成年时受益，而且自从他长大后，由于父母和孩子之间存在的血缘关系，家庭教育仍然发挥着作用。父母永远是孩子的"老师"，家庭教育的这种终身性特征，有利于父母对孩子进行长期、连续的观察和教育，有利于孩子形成相对稳定的人格特征。

家庭教育的上述特点与其他形式的教育相比，具有许多优点。但家庭教育也有局限性，主要是家庭教育内容参差不齐，各个家庭不能像学校那样有计划、有系统地影响受教育者。这些都是家庭教育需要注意的方面。

第二节　学校教育

学校教育是一种制度化的教育，在现代教育体系中，学校教育是教育的主体形态。教育学理论揭示的教学规律大多以学校教育为核心。所以，这里不把学校所进行的教学作为主要研究对象，而是把重点放在学校这一教学形式上来进行研究。

一、学校教育的意义

学校教育是指通过专门从事教育的机构对受教育者进行的有目的、有计划、有组织、有体系地传授知识、技能，培养思想道德，发展智力和体力的教育活动，旨在将受教育者培养成社会需要的人。

学校教育作为教育的一种特殊形式，由专业机构学校和专职教师实施。从教育发展历史看，它产生于社会教育、家庭教育之后，是教育发展的高级形态。在其发展过程中由于不同社会、不同国家的经济、政治、文化等多种影响，出现了兴衰转换，但它始终与社会教育、家庭教育并行发展，而且其规模之大、发展速度之快、结构之复杂、体系之严正，都是社会教育、家庭教育无法比拟的。这是因为学校教育在培养社会需要的人方面，在促进社会生产力发展、维护和稳定一定社会的政治经济制度等方面，以及在满足人们自身发展需要方面，比其他教育形态有更高的效率。所以，学校教育在整个教育体系中一直处于主导地位。

二、学校教育的发展历史

前面提到的学校教育是人类社会发展到一定历史阶段的产物。在原始社会末期，随着生产力的发展和剩余产品的出现，产生了私有制，出现了剥削阶级，由此人类进入了奴隶社会，学校教育也在这个时期产生。

学校教育之所以产生于奴隶社会，是因为奴隶社会的经济、政治、文化的发展，为学校的诞生从各个方面提供了丰富的土壤。

在经济上，奴隶社会生产力的发展达到了体力、脑力劳动分工的水平。它带来的最大影响是提高社会物质生产能力，使产品剩余，使一部分人脱离直接的生产劳动，从事社会管理和文化活动，为一部分人专门从事教育活动提供物质、时间上的保障。

在政治上，奴隶主作为统治阶级对奴隶进行残酷的剥削和压迫。为了维持这样的统治和统治者自身的利益，需要相当数量的官员、武士和文人，而这些人必须经过专门的训练，进而才产生了建立培养他们的专门机构学校的必要。

在社会文化方面，奴隶社会最重要的进展是文字出现了，它能以物化的形式保存人类长期积累的经验。人类需要学习文字来继承发展前一代的经验。文字的出现也为学校教育的产生创造了有利条件。

同时，从教育本身的发展来看，在原始社会后期，教育活动已经在局部层面呈现出专业化趋势。除了在教育者、学者、教育内容等方面逐渐专业化，形成传统外，进行教育活动的场所也逐渐固定下来。就像我国夏代被称为"庠"的学校，原来是供养老人的地方，孩子通常由老人负责教育，后来"庠"逐渐成为专门用于儿童教育的场所，这也是我国学校的雏形。由此可见，这种教育活动的独立化倾向为学校的出现准备了教育内部的条件。

学校教育的产生，标志着教育在其历史发展过程中进入了一个新阶段，从那以后，学校教育作为一种独立的社会活动从社会生产和生活中脱颖而出，但仍然是社会生活中进行的自然形态的教育，即形成社会教育与家庭教育并行发展的局面。从学校诞生起，我们所说的教育，其主体就是学校教育。

三、学校教育的特点

学校教育自诞生以来，不同于社会教育和家庭教育，有着自己的特点。概括其特点主要包括以下几项。

1. 职能专业性 学校教育的功能是育人，学校是专门教育人的地方。学校教育与社会教育、家庭教育相比，其差异首先是学校教育的专业性。学校教育专业性的特点主要表现为任务专业性。学校唯一的使命是育人，其他任务是以育人为中心实现的。学校教育中有作为专业教育者的教师，他们都是经过严格选拔和专业训练培养出来的。这样的教育者不仅学识渊博、品德高尚，而且了解教育规律，掌握有效的教学方法。学校教育中也有专门的教学设备，具有专门进行教学的手段。这一切都充分保证了学校教育的有效性。

2. 组织严密性 教育的特点在于有目的、有组织、有计划。学校教育正是体现了教育的特点。学校教育的目的性和计划性集中表现在严密的组织性上。学校教育是一种制度化的教育。学校教育有严密的组织结构和制度。宏观上，学校有各种各样的班级，各种各样的架构。从微观上讲，校内有专门的领导岗位和教育组织，还有一系列严密的教育制度等。这些都是社会教育和家庭教育所不具备的。

3. 作用的全面性 学校教育对人的影响是全面的。社会教育和家庭教育对人的成长的影响多少有些偶然性，影响的范围也多侧重于几个方面。学校教育是一项全面育人的活动，不仅要关注教育对象知识和智力的增长，还要关注学生思想道德的形成，也要照顾受教育者身体的健康成长。培养全面、完整的社会人才，是学校教育的特有职责。它的作用只有学校教育才能承担。

学校教育是社会行为的一部分，是社会发展程度的衡量性标志，是社会稳定、秩序、协调、发展的基础工程，也是统率工程。教育离不开社会发展，社会发展离不开教育的普及和提高。学校教育是政治、经济、文化发展的指示标，社会结构与生活方式、社会生产方式与生产关系、社会成分的变化必将带来人民观念的变化，观念的变化又会影响学校教育方式与理念的变化，所以学校教育的改革在某种意义上，也是社会某种方式的变化。

人类的发展过程是不断提高人类自身能力的过程，在人类的繁殖与优化中，教育起着极其重大的作用。人类不同于其他动物，是因为人类有了思想、道德、文化和教育，人作为个体，首先要解决的是生存与发展问题，随之而来的是物质的发展和精神的提升。

4. 内容的体系性 为了培养出全面、完整的社会人才，学校教育特别注重教学内容的内在连续性和系统性。社会教育和家庭教育在教育内容上普遍存在片断性。即使是有计划的社会教育，也是分阶段的，其知识总体上往往是片断的。学校教育不仅要注意知识体系，还要符合认识规律，所以教育是系统完整的。教学内容的完整性和系统性是学校教育的重要特征。

5.手段的有效性 学校拥有影像等直观教具、实验实习基地等完善的教学设施和专业教学设备。这些都是学校教育的有效手段，是保证教育顺利进行必不可少的物质条件。这在社会教育和家庭教育中是不能全面提供的。

6.形式的稳定性 学校的教育形式比较稳定。学校有稳定的教学场所、稳定的教育者、稳定的教学对象、稳定的教学内容和稳定的教学秩序等。学校教育的这种稳定性，有利于个人发展。当然稳定是相对而言，它必须有相应的改革变化。

总之，学校教育有其他教育形态所不具备的特征，并且这些特征保证了学校教育的高度有效性，使其在各种教育形态中占据主导地位。

四、现代学校教育的发展趋势

现代社会基本上是指第二次世界大战结束后到现在的这一时期。20世纪50年代末60年代初兴起的信息科学，即以生命科学、材料科学、能源科学、空间科学、海洋科学和系统科学为主要标志的新技术革命，以及当今大数据和人工智能的发展，给现代社会的政治、经济等各方面带来了巨大冲击，学校教育也不可避免地受到了重大影响，其手段、方法、组织形态、结构体制等发生了很大变化。与以往相比，现代学校教育呈现出鲜明的时代特色，呈现出现代化的发展趋势。

1.学校教育逐渐成为社会发展的战略重点 产生这一变化的直接原因是现代生产与科技之间的联系的日益加强，新技术革命的发展引起社会产业结构和技术结构的变化，使现代社会生产由原来的劳动密集型、资本密集型，逐步转化为技术密集型。在这种情况下，生产的发展、财富的创造，主要取决于科技的力量、生产中技术设备的更新和产品的更新。这一切都离不开人，必须由人创造和实现。满足现代生产和科技发展需要的人，是学校教育培养的，学校教育与社会生产有更直接的关系，它是现代社会经济发展的基石。正是因为普遍意识到这一点，政治、经济、军事的竞争说到底就是人才的竞争、教育的竞争，所以很多国家把学校教育视为本国经济、社会发展的战略重点。

2.学校教育制度多样化、弹性化和开放化 在现代社会，科学技术的飞速发展，现代生产的不断变革，必然引起劳动力结构的变化。变化的总趋势是：单纯的体力劳动逐渐减少，复杂的脑力劳动逐渐增加，第一、二产业人员逐步减少，第三产业人员逐步增加。这导致，对劳动者素质的要求越来越高，要求劳动者不仅要有更广泛的文化科学知识，还要有创造能力，以及各方面的生产劳动、科技知识。这种发展变化要求学校教育制度在原有基础上具有更大的适应性，向多样化方向发展。因此，现代学校教育体系有从幼儿园到初中的一般基础教育体系和从初级到高级的职业技术教育体系，有综合专业性高的短期大学和研究机构，有的是全日制各级各类学校，有的是兼职各级各类学校；既有青少年学校教育，也有成人学校。学校的概念明显扩大化。

现代学校教育制度不仅多样化，而且加强了各级各类学校之间的联系，使学制更加富有灵活性和伸缩性，呈现出弹性化的特点。此外，终身教育和不同层次继续教育的发展、教育途径的多样化，打破了传统学校教育的单一封闭模式，包括个人接受学校教育和工作交换的"三明治面包式"，教育模式出现了受教育和工作在一定时间内同时进行的"平行式"教学模式等开放的学校教学模式。总之，这种多样化、弹性化的开放式学校教育制度，大大增强了现代学校教育适应社会和生产发展的能力。

3. 以培养现代人为目标，实现教育内容、方法、手段的现代化 以学校教育规模的扩大、结构的完善，最终能够培养出满足现代社会发展需要的现代人为根本，这才是现代学校教育一系列变革的最终目的。那么，具备哪些素质才能称得上是"现代人"呢？对此，大家的意见不一致。但是，比较一致的认识是"现代人"应该掌握现代科技，有自学的能力，可以使自己的知识适应社会的变化而且能不断更新。更重要的是，"现代人"应该有开放的头脑、创新的精神、足够的自信、高度的事业感、坚强的意志、广泛的兴趣、强烈的求知欲和创造能力。可见，所谓"现代人"与"传统人"的区别，不仅体现在掌握的知识和技能，而且涉及个人知识、智力、能力、价值观、思维方式和行为方式、个性等一系列方面。这也从另一个角度反映了时代对学校教育促进个人发展的功能提出了更高层次的总体要求。为了实现这样的培养目标，必须对以往的教育内容、方法、手段等进行现代化的改革。所以，教育改革已经成为当代世界学校教育的普遍趋势。

第三节　社会教育

一、社会教育的意义

社会教育的基本含义有广义和狭义之分。广义社会教育是指那些有意识地培养人、有助于人身心发展为目的的各种社会活动。狭义的社会教育是指对学校和家庭以外的社会文化机构和相关的社会团体和组织、社会成员的教育。广义社会教育和我们所说的广义教育在意义上几乎没有变化。实际上，教育功能最初是通过社会教育实现的。在原始社会，在没有形成家庭之前，年轻一代的教育是在全氏族成员的共同劳动中，在日常的社会生活中，通过氏族公社成员的语言来传递，或者从有经验的老年人那里接受简单的生产和生活经验传授来进行的。随着家庭及家庭教育的出现，直到学校教育的产生，广义的社会教育逐渐开始分化为三种独立的教育形态，即学校教育、家庭教育和狭义的社会教育。我们这里研究的社会教育，主要是指狭义的社会教育。

二、社会教育的发展历史

西方一些教育学家认为狭义的社会教育大多产生于16~18世纪。法国社会教育学家迪姆认为法国社会教育始于1533年前后，美国教育学家诺怀斯认为美国社会教育始于1600年以后，英国牛津大学的皮尼斯认为英国社会教育萌芽于1850年左右，日本的新堀通在其主编的《社会教育学》中认为日本的社会教育始于明治2年（1869年）。这些说法都是指近代社会教育。实际上，社会教育的历史远比这些古老。广义的社会教育自不必说，单凭狭义的社会教育，自学校教育出台以来一直没有中断。学校教育自产生后就被统治阶级所垄断，广大劳动人民及其子女仍处在社会教育，即在生产劳动和社会生活中接受教育。说到近代社会教育，它不是社会教育形态的开始，只是社会教育形态的新发展。

现代社会科技快速发展，社会知识总量激增，劳动就业结构变化突出，知识更新速度不断加快，职业要求不断发展。对成年人来说，一次性学校教育已不能适应社会的要求。现代科技的发展，劳动就业结构的变化，给学校教育带来了冲击。现代学校教育与社会发展密切相关，青少年一代的成长也迫切需要社会教育的密切配合。社会要求青少年扩大社会交往，充分发展其兴趣爱好和个性，广泛培养其特殊才能。因此，社会教育对于广大青少年的成长，具有极其重要的意义。同时，随着现代信息传播手段的发展，教育技术的不断完善，都给社会教育的广泛发展提供了现代化的物质条件。所以，在当今世界，社会教育普遍蓬勃发展。社会发展趋势越来越明显，随着科学技术的不断发展，社会劳动生产率的不断提高，就业结构的进一步变化，以及人们闲暇时间的增加，社会教育有了更大的发展，可以显示出更强的活力。

三、社会教育的特点

社会教育与学校教育、家庭教育相比有很多特点。

1.**开放性**　社会教育没有学校教育那样多的限制，没有年龄、时间、地域等限制，随时随地都可以进行。同时社会教育已经开始与社会生活、生产劳动、休闲娱乐等相联系。社会教育打破了学校教育这种封闭的教育体系，极其开放。

2.**群众性**　社会教育的服务对象不仅是青少年，其对各年龄段、各行业的人们都有重要意义。以往对社会教育的认识仅限于青少年的校外教育。目前已远远超出青少年教育的范畴，包括成人职业技术教育、老年大学等，可满足社会各年龄阶段、各职业系统人员的学习要求。

3.多样性　由于社会教育的对象非常广泛，有不同的条件和不同的需求，社会教育的形式和内容也非常灵活和多样。从接受教育的时间来说，有脱产式、半脱产式、业余式等。教育形式有培训班式、讲座式、通信式、媒体传播式（广播、电视、报纸、杂志、网络等）、展馆式（图书馆、博物馆、展示馆等）、自学式等。其内容包括科技、政治、法律、伦理道德、文学、艺术、体育、卫生、生活常识等。

4.补偿性　学校教学时间长，而且在学校学到的知识容易过时，跟不上时代的需要。也会有许多新知识不断涌现，需要一直学习。另外，在学校也有难学到的东西，例如日常生活的知识和用品的修理等。这些学校得不到的知识需要通过社会教育来补充。因此，社会教育具有很强的补偿功能。

5.融合性　现代社会教育不仅具有独立的形式，而且越来越渗透到人的社会生活的方方面面，越来越与社会的政治活动、生产劳动、社会生活、娱乐活动乃至宗教活动紧密结合、融为一体。社会教育总是在任何地方发挥作用。

总之，当前社会教育越来越具有特点，呈现出新的发展态势。

第四节　家庭教育、学校教育与社会教育的联系

一、家庭教育、学校教育与社会教育的相对独立性和相互关联性

在了解了家庭教育、学校教育与社会教育各自的含义、作用、特点之后，可明确在整个教育体系中，家庭教育、学校教育与社会教育这三种教育形态是有差异的，因为它们都有自己独特的教育内容、教育方法和教育途径，所以可以看出这三者之间存在着一定的相对独立性。但在现代社会，对于一个人的成长来说，家庭教育、学校教育与社会教育三个方面是必不可少的，即在个人发展的不同阶段会接受不同形式的教育。可见，家庭教育、学校教育与社会教育总是在不同的时间，以不同的组合方式作用于个人的发展。它们常常紧密地缠绕在一起，作为整体对个体产生着某种影响。

二、家庭教育、学校教育与社会教育相互配合的重要意义

家庭教育、学校教育与社会教育是各自独立形态的教育，各有特点和作用，但它们也有一定的局限性，只有三者相互配合、协调，才能从整体上发挥更好的教育作用。

1.家庭教育、学校教育和社会教育相互配合，有利于教育作用的完全衔接　青少年每

天活动的地方不是家庭，就是学校，或者社会，这三个地方占据了他们的活动时间和空间。青少年每天在家庭、社会、学校受到教育和影响，三者要构成教育的统一整体。所以，家庭教育、学校教育和社会教育对青少年的成长是必不可少的。任何阶段出现问题都会影响青少年和儿童的健康成长。有的孩子受过良好的学校教育，但如果离开学校，没有良好的社会教育和学校教育配合，就会受到社会不良风气的影响。一些青少年走上犯罪道路，是因为受到社会不良风气的影响。

此外，还有许多事实证明，家庭的缺陷也常常引起教育链的断裂。父母离婚和家庭成员行为不当，家庭放弃对儿童的教育，这也是一些青少年行为失控的原因。

总之，对青少年和儿童的教育，要注意时间上的全方位，不要让教育在时间上中断，以免不健康因素乘虚而入。因此，加强家庭、社会、学校教育上的密切合作，注意教育的衔接，是青少年健康成长的必要保证。

2.家庭教育、学校教育与社会教育密切配合，有利于教育方向的统一 青少年在成长过程中要接受来自家庭、社会和学校的多方面教育。这些多方面的教育要方向一致、要求统一，这样才能充分发挥教育的作用。学生在学校接受的正面教育往往会被父母的语言和社会影响完全抵消。因此，对于青少年一代的教育，必须重视家庭教育、学校教育与社会教育的统一协调，以提高教育效果。事实上，有些青少年行为不当，甚至涉足犯罪之路，其中一个重要原因是教育要求与影响不一致。有些家庭对孩子只重视智育，而忽视德育，有些社会教育机构不顾教育方向，一味追求利益，出版、发行、播放不健康的东西，结果对青少年的心灵产生了非常恶劣的影响，给学校教育带来了严重的困难。因此，家庭、社会、学校在教育取向上不能达成一致，它们之间的教育作用不仅相互抵消，还会引起青少年和儿童认知上的混乱，使其困惑，从而走上歧路。所以，家庭教育、学校教育与社会教育相互配合，统一协调，统一教育方向，增强教育合力，从而有利于提高教育效果。

3.家庭教育、学校教育与社会教育的协调配合，有利于发挥三者的互补作用 家庭教育、学校教育、社会教育各有特点，各有作用领域。家庭教育注重父母权威，富有情感感染力。学校教育全面系统、集体活动方向明确。社会教育丰富多彩，灵活多样，富有魅力。同时，各有不同的影响时间和不同的教学场所，各有教学作用。家庭教育、学校教育与社会教育只能互补，不能相互替代。教学实践中经常只注重学校教育，忽视家庭教育和社会教育，看不到它们之间的补充意义，因而降低了教学效果。所以，我们要重视家庭教育、社会教育和学校教育的互补作用，有力地发挥教育的整体效益。

🎥 **重点回顾**

重点回顾

目标检测

参考答案

一、选择题

1.以下不属于教育的主要形态的是（　　）。

    A.家庭教育　　　　　　　　　B.社会教育

    C.学校教育　　　　　　　　　D.早期教育

2.以下各项不属于家庭职能的是（　　）。

    A.生产职能　　　　　　　　　B.教学职能

    C.教育职能　　　　　　　　　D.消费职能

3.以下不属于家庭教育特点的是（　　）。

    A.家庭教育的先导性　　　　　B.家庭教育的终身性

    C.家庭教育的权威性　　　　　D.家庭教育的单一性

4.学校教育的特点不包括（　　）。

    A.职能的专门性　　　　　　　B.组织的严密性

    C.作用的全面性　　　　　　　D.内容的广泛性

5.社会教育的特点不包括（　　）。

    A.开放性　　　　　　　　　　B.融合性

    C.多样性　　　　　　　　　　D.集体性

二、思考题

1.简述家庭教育的重要意义。

2.家庭教育、学校教育、社会教育三者之间有何联系？

第五章　教育理论

1.掌握传统教育理论思想，加深对传统教育理论思想的认识。

2.熟悉运用相关教育理论，增强自身的教育素养。

3.了解相关理论，培育具有扎实教育理论基础的教育人才。

几千年来，中华大地涌现出了许多教育思想家，留下了宝贵的思想财富，留下了大量名篇名作，开阔了人们关于教育的视野，也提供了宝贵的实践成果，深化了人们对于教育的认识，也促进中国的教育思想的产生和后续的发展。

第一节　传统的教育理论

➡ 情景模拟

一位语文老师通过对某班的学生观察发现，这个班级里面有位学生的情况特殊：该学生成绩差，喜欢在课间吃零食，开小差。但这位语文老师认为不能因为学生成绩差、表现不好就放弃对他的教育。

讨论：该老师的观点是运用了孔子的哪些教育理论?

答：孔子的有教无类的思想。教育不分高低贵贱，即使是成绩差、表现不好的学生同样拥有受教育的权利，作为教师需要更加关注该类学生，帮助该类学生成长成才。

"教育"一词在中国，最早见于《孟子·尽心上》中的一句话："得天下英才而教育之，三乐也。"按东汉许慎《说文解字》的解释："教，上所施，下所效也。""育，养子使作善也。"中国儒家学派《中庸》对此诠释为"修道之谓教"，《荀子·修身》称"以善先人者谓之教"。此前，"教"与"育"是分开使用的，义同词异。自孟子将"教育"连用后，"教育"即成为中国文化史、中国社会发展史上使用频率最高的词。

一、孔子的教育理论

孔子（公元前551年—前479年）是中国古代伟大的思想家、教育家，儒家思想的创始人。他一生"学而不厌""诲人不倦"，其教育思想奠定了儒家教育理论体系的基础，对中国古代教育产生了重大影响。在教育对象上，孔子主张有教无类，将教育对象扩大到了一般的民众。孔子所倡导的培养君子及"学而优则仕"的教育目标，成为中国两千多年古代教育的价值取向。他主张将学生道德修养、文化学习以及生活技能学习相结合，提出了启发诱导、因材施教、学思并重、知行结合的教学原则和立志、改过、反省等道德教育的方法。孔子以其自身的教育实践，向世人诠释了"为人师表"的形象，其教育思想对中国教育的发展产生了深远的影响。

（一）人性论

人性论是孔子教育理论的基础。孔子在中国哲学史上首次提出了人性论的命题，他说："性相近也，习相远也"，即认为，人与人出生时的本性并没有太大差别，后来之所以有较大的差别是学习或环境影响的结果。这充分说明了人与人之间的平等特性，同时，强调了教育及环境影响对于人发展的重要性。

孔子指出人本性相近，但他并不否认人在智力上的差别。他提出"生而知之者，上也；学而知之者，次也；困而学之，又其次也；困而不学，民斯为下矣"，并且强调"唯上知与下愚不移"。把"生而知之者"称为"上知"之人，表面上，孔子似乎并不否认这类人的存在。但孔子却自称："我非生而知之者，好古，敏以求之者也"，即是说由于自己不是"上知"之人，但是也不愿意做一个"下愚"之人。孔子认为"下愚"之人并非天生所致，主要原因是他们"困而不学"，知难而退，不求上进。

（二）有教无类

在教育对象上，孔子明确提出了"有教无类"的思想。孔子自称："自行束脩以上，吾未尝无诲焉。"只要学生本人愿意学习，主动奉送10条干肉履行师生见面礼，孔子就会接收其为自己的弟子。所以，在孔子的弟子中，学生既有来自鲁国的，也有来自齐、宋、卫、秦、晋、陈、蔡、吴、楚等国的；既有贵族家庭出身的孟懿子、南宫敬叔、司马牛等，也有贫贱家庭出身的颜渊、曾参、子张、仲弓等人；既有商人出身的子贡等，也有曾经做过"大盗"或犯人的颜深聚、公冶长等。孔子门下的弟子可谓各色人物都有。南国惠子曾问子贡说："夫子之门，何其杂也？"子贡回答说："君子正身以俟，欲来者不拒，欲去者不止，且夫良医之门多病人，檃栝之侧多枉木，是以杂也。"子贡非常巧妙地回答了南国惠子的问题，君子端正自己的品行以待四方求教之士，愿意来的人不拒绝，愿意走的人不制止。就好比良医之门病人多，良工之旁弯木多一样。同时也指出，只要到他的门下学习，就会有自己的收获。

（三）启发诱导

对学生进行启发诱导是孔子的一条重要教学原则。孔子强调："不愤不启，不悱不发。举一隅不以三隅反，则不复也。"愤，指主观上有求知的欲望却不得其解；悱，指主观想表达但是表达不出或表达不清。孔子此句意思是指不到学生主动求知的时候，不去启发学生；不到学生想表达而又有困难的时候不去指导学生。教学要注意培养学生求知的主动性和积极性，激发学生的求知欲望，而不是盲目灌输。

孔子非常注重启发诱导原则在教育实践中的运用。孔子曾结合自己的教学，坦诚地说："吾有知乎哉？无知也。有鄙夫问于我，空空如也。我叩其两端而竭焉。"孔子此言有谦虚的成分在里面，但却也生动地反映了他的启发诱导原则，在于诱导求知者自己一步步去找到正确的答案。

（四）学思并重

"学而不思则罔，思而不学则殆"是孔子"学思结合"教学原则的经典概括。孔子认为只是学习却不思考，就会因为不能深入理解作者意图而迷惑无所得；只是思考却不学习，就会精神疲倦而无所得。因此，孔子既反对学而不思，同时也反对思而不学。

孔子首先强调要立志于学。孔子以自身为例，称"吾十又五而志于学"。并鼓励学生树立远大的志向，他说："三军可夺帅也，匹夫不可夺志也。"为让学生充分认识到学习的重要性，孔子专门和子路讨论人如果不好学，即使在品德上有所追求，但结果会出现较大的问题。他说："由也！女闻六言六蔽矣乎？"对曰："未也。""居！吾语女。好仁不好学，其蔽也愚；好知不好学，其蔽也荡；好信不好学，其蔽也贼；好直不好学，其蔽也绞；好勇不好学，其蔽也乱；好刚不好学，其蔽也狂。"在孔子看来，一个人好仁、好知、好信、好直、好勇、好刚在价值取向上值得称颂，但如离开了学习，就会走向愚蠢、放荡、危害亲人、说话尖刻、莽撞闯祸、胆大妄为的错误。

孔子一生的成就得益于他善学、善问、善思。孔子强调生活中应养成思考的习惯。孔子提出："君子有九思：视思明，听思聪，色思温，貌思恭，言思忠，事思敬，疑思问，忿思难，见得思义。"其中"视思明，听思聪"，要求人们在认识事物的时候，要将思辨的能力运用到感性认知中力求感性认知正确全面。"色思温，貌思恭"则是强调在人际交往中，应当秉持传统礼节，做到以礼待人。"言思忠，事思敬"强调做事时，言行尽到自己本分。"疑思问"，则强调要养成独立思考的习惯。"忿思难，见得思义"侧重道德层面，要考虑自己作为是否恰当，是否合于义。

孔子的学思并重思想深刻影响了自己的弟子。子夏就提出："博学而笃志，切问而近思，仁在其中矣。"

（五）论道德教育

1.道德教育的作用和意义　道德教育是孔子教育的核心内容。他说："弟子入则孝，出则悌，谨而信，泛爱众，而亲仁。行有余力，则以学文。"可见，孔子把道德修养作为青少年人生的基础，甚至强调文化知识的学习服务于"德行"的提升。

孔子如此重视道德教育的意义，在于他的人生理想就是要恢复西周的礼仪制度。孔子称："如有用我者，吾其为东周乎？"而要达到这一目标，孔子选择的路径就是"复礼启仁"，也就是外在礼教约束和内在道德唤醒相结合。正因为如此，孔子的道德教育是政治性的道德教育，孔子的政治思想是道德化的政治思想。孔子强调："道之以政，齐之以刑，民免而无耻；道之以德，齐之以礼，有耻且格。"可见，孔子认为，最好的治理国家的手段是促使人们遵"德"守"礼"。

2.道德教育的内容　孔子道德教育的内容从宏观上可以用"礼"和"仁"来概括。

（1）"礼"的教育　中国古代礼仪制度发展到西周已经相当完备，相传"周公践天子之位，以治天下，六年，朝诸侯于名堂，制作礼乐，颁度量，而天下服"。周公所作之礼以政治制度为主，同时包括人们的生活方式、宗教礼仪等方面的规范。其目的在于维护"亲亲""尊尊"的宗法制及等级制。孔子一心想要恢复的礼仪制度，即是周公所制定的系列典章制度，而其核心思想则是"君君，臣臣，父父，子子""人父者，为人子者孝。""父为子隐，子为父隐"。孔子之所以强调孝亲，借用他弟子的话说："其为人也孝悌，而好犯上者，鲜矣；不好犯上，而好作乱者，未之有也。"是说孝顺自己的父母、敬爱自己兄长的人，是不大容易触犯上级的，而不大容易触犯上级的人是很少有喜欢造反作乱的。

（2）"仁"的教育　孔子的"礼"教思想主要是传承周公之礼，而他的"仁"教思想，则是自己学习、思考、实践的结晶。孔子在不同的场合、对不同的弟子解说"仁"的内涵各不同，概括来讲，"仁"的内涵主要是以下几个方面。

①爱人　设若国君爱人，就应当时时考虑，就不会有征伐之战；设若民众能够相爱，社会就会归于和谐。

②忠恕　孔子曾对自己弟子曾参表述自己的做事原则："参乎！吾道一以贯之。"门人问曾参孔子说的"道"是什么，曾参解释说："夫子之道，忠恕而已矣。"孔子认为"忠恕"是"仁"的行为表现，同时也是对弟子进行道德教育的内容。从尽心竭力的本义出发，孔子一生积极入仕，期望能恢复西周礼仪制度。同时，也鼓励他的学生积极入仕，通

过行政来实现自己政治理想。

③克己复礼 在回答颜渊关于"仁"的提问时，孔子回答是："克己复礼为仁。一日克己复礼，天下归仁焉。"由此可见，孔子的"仁"和礼是紧密相连，"克己复礼"是大仁大德。从孔子积极处世的态度看，孔子更进一步把"仁"社会化和政治化了。

④恭宽信敏慧 强调对他人持宽容、包容的态度，能够包容他人，就能得到他人之拥护。所以孔子提出"人不知而不愠，不亦君子乎？"信强调诚信、诚实，为人诚实才能被人所任用。孔子对诚信非常重视，他本人也时时以此要求自己。孔子看来，只有勤敏才能有所成就，有所作为。孔子的弟子宰予白天睡觉，孔子痛斥其"朽木不可雕"。惠指施惠于他人，利他。人皆有趋利之心，满足人的需求才可以得到人的信任，进而才有可能引领他人。

⑤中庸 中庸之德，同样为孔子道德教育的重要内容。中庸之德被孔子视为至德。中庸即能够根据时间环境选择恰当的处事、处世方式。从孔子的因材施教来看，即是中庸之德在教学中的运用。中庸强调的是恰到好处。孔子的道德教育内容融合在他和学生的日常对话中，内化在他这样一个师表之中。

作为伟大思想家和教育家，孔子对中国古代教育的发展做出了重大的贡献。主要表现为：第一，孔子秉持"有教无类"的观念，扩大了教育对象的范围，促进了学术和文化的下移；第二，孔子重视教育的作用，首次提出"性相近，习相远"的人性观，把教育建立在了人性论的基础之上，深刻影响了后世教育理论的发展，从人性论出发探讨教育成为中国古代教育家们的一个共性；第三，孔子提出"学而优则仕"，主张应通过教育培养从政人才，奠定了封建官僚体系的基础，成为优秀人才脱颖而出的机制；第四，孔子重视古代文化典籍的传承和整理，奠定了后世经学教育的体系和学校课程设置的基础；第五，孔子总结了教育经验，提出了启发诱导、因材施教、学思并重等教育原则，以礼、仁为核心的道德教育内容和立志、改过、反省等道德教育的方法，对后世教育产生深远的影响；第六，孔子一生"学而不厌，诲人不倦"，为后世树立了为师典范，成为历代教师学习的榜样。总之，孔子的教育思想为中国古代教育奠定了理论基础，是中华民族宝贵的财富。

二、老子的教育理论

老子（春秋末期人，生卒年不详）是中国古代最早的教育家之一。老子的教育思想产生于春秋时期，是老子对当时社会现实深刻思考的产物。在教育目的上，他主张"教以为道""回归自然"，以复归人的自然本性，顺应人的个性的自然发展，进而回归其理想的"小国寡民"社会。在教育内容上，老子主张以"主损"为总纲；教学方法上，则采取

"行不言之教"的基本方法。老子的教育思想高扬着自然主义教育的旗帜，与儒家学派互为补充，构成了中国古代教育思想发展的动因和基本线索，对中国古代教育理论的发展产生了深远的影响。

老子奉求"自然无为""民自化"的教育思想，因此向他学习知识道理，又被他承认的弟子不可能有孔子"弟子盖三千，身通六艺七十有二"的规模。但老子作为春秋时期杰出的哲学家、思想家，对教育非常重视。老子也同样受人尊敬，有许多人慕名而往，或向他求教，或直接做他的弟子。

老子的教育目的是"教以为道"。也就是说，老子认为教育的最终目的在于人们对于"道"的理解掌握和在生活中对于"道"的正确运用，即能使人们能够"守道""循道"，以避免"失道"。"教以为道"又可以分为"为道"的社会目标和"为道"的个体目标。

从社会目标来看，一是在于使统治阶级能够知"道"，并善于守"道"，用"道"术来管理社会，处理社会事务，则和谐安宁的"小国寡民"的社会有望实现；二是针对物欲横流的社会现状和人们贪得无厌这一违"道"或失"道"的状况，强调应通过"无为"教育以涵养人们自得、自足、无争的"小国寡民"社会的心态；其三还在于通过教育使人们能撇开纷繁复杂、令人迷茫的社会表象，去反思人类生活的真谛，思索社会基本规律。

对于个体而言，老子的教育目的在于使人"回归自然"，即使人恢复其自然本性，从而开启了中国自然主义教育的先声。长期以来，人们所接受的是积极的"有为"教育，显亲扬名的"名利"观念是社会主流的意识。社会的这种状况不仅压抑了人的自然本性，同时，也造成了人性的异化和堕落，并带来了无穷的贪欲、虚伪、狡诈、罪恶等诸多社会丑恶现象。老子因此说"智慧出，有大伪"，认为其所生活的春秋时期所发生的种种社会罪恶和国家乱象，恰恰是"有为"的非自然行为和教育所带来的恶果。对此，老子提出"回归自然"教育目标，力图通过一种"无为"式的消极教育，使人们达到一种理想的品格。

三、朱熹的教育理论

朱熹（1130—1200）是儒学集大成者，是宋代理学家，同时也是一名教育家。朱熹关于教育目的的思想是与其人性论和教育作用的思想分不开的。朱熹认为教育的作用在于"变化气质""存心养性"。基于"天地之性""气质之性"及"存心养性"的思想，朱熹提出教育目的就是"明人伦"和"为圣贤"，即"始乎为士，终乎为圣人"。

1.　"明人伦"教育理论　朱熹在《白鹿洞书院学规》中明确把"父子有亲，君臣有义，夫妇有别，长幼有序，朋友有信"列为"五教之目"。"五教"即五伦，就是要学五伦、明人伦为圣人。朱熹一方面要求受教育者体认"人伦",并实践"人伦";同时,还要远涉他人,推己及人。因此,朱熹提出:"熹窃观古昔圣贤所以教人为学之意,莫非讲明义理,以修其身,然后推己及人。"

2.**"为圣贤"理论**　朱熹认为还必须树立志向,矢志不渝,努力追求,即"学者大要立志,才学便要做圣人,是也。"否则,难成大器,沦为俗儒。朱熹还对"圣人"的标准作了解释:"圣贤,只是做得人当为底事尽。今做到圣贤,只是恰好,又不是过外。"这里"人当为底事",主要是指忠孝仁爱、礼义智信、修身齐家等,即"明人伦"。"为圣人"并不是去做不能做的事情,也不是去做超越人的能力之外的事情,而是做到恰到好处,"止于至善"。

3.**学思结合理论**　朱熹发展了孔子"学而不思则罔,思而不学则殆"的教学思想。他诠释"学思结合"时说:学便是读,读了又思,思了又读,自然有意。若读而不思,必不知其意味,即"思而不读,纵使晓得,终是几不安。一似请得人来守屋相似,不是自家人,终不属自家使唤。"若读得熟而又思得精,自然小与理一,永远不忘。进一步论述了读书与思考的关系,认为读书不善于思考,就只能浅尝辄止,不能深入探其究竟。他说:"今后一般人看文字,却只摸得些渣滓,到有深意处,却全不识。"为此,朱熹提出:"求其理之所安,以考其是非。"强调在读书学习时,要认真探究、明辨是非。

4.**博专结合理论**　朱熹说:"学须先理会那大底,理会得大底了,将来那里小底,自然通透。""为学须是先立大,其初甚约,中间一节甚广大,到末梢又约。"同时,他又强调只有在"博学"的基础上进一步"专",才能在学术上有所建树,指出:"治学贵专而不贵博,盖惟专为能知其意而得其用,徒博则反于杂乱,浅略而无所得。"

5.**知行相须的理论**　朱熹在《白鹿洞书院学规》中,将"博学之,审问之,慎思之,明辨之,笃行之"作为"为学之序",要求学者切实做到。它既是学习的规律,又是学习的原则。前四项目的是"致知",后一项是"行"。朱熹说:"致知、力行,用功不可偏。偏过一边,则一边受病。""二者不可废一,如车两轮,如鸟两翼。""知与行功夫,须着并到,知之愈明,则行之愈笃;行之愈笃,则知之愈明。"读书要经过"博学、审问、慎思、明辨"的功夫,从书本中获得的知识,还需"笃行",即运用到实际中去。这是学习的规律和原则,也是一个人获得真知的必然过程。

朱熹教育思想博大精深,系统全面,自成一家。作为大教育家,朱熹集聚了自然、社会、人生的哲理,融合了儒、道、释三教的理念,提出以理学为核心的教育思想,为后人留下了宝贵的精神财富。朱熹教学实践经验丰富,他从事教育活动近五十年,即使在从政期间,也从未间断教育和学术活动。他每到一地,即整顿学校,培养大批学者,对理学的传播与发展发挥了巨大的推动作用。朱熹在长期的教育实践中形成了独特的教育思想,对中国古代社会后期的教育发展产生了重要影响。

四、王守仁的教育理论

王守仁（1472—1529）是明代思想家，心学集大成者。他一生授徒讲学，热心教育。龙场悟道后，王守仁倡导心学思想，弟子逐渐增多。到晚年乞假回乡创立稽山书院时，王守仁在浙江的弟子达到三百余人，年龄最大者"年六十八"。在教学活动中，王守仁积累了大量的经验，提出了一系列具有宝贵价值的教学原则。

1.**知行合一**　王守仁倡导的知行合一教学原则，有比较强的针对朱熹提出的"知先行后"的意味。王守认为人的道德认知应与道德实践密切结合，主张"知行合一"。他对"知先行后"说进行了批判，王守仁认为道德认识固然对于道德实践有重要意义，但道德实践对于强化道德认识同样也有重要价值。而且，王守仁很重视道德实践，认为一个人如果没有经过道德实践，很难说这个人真正地内化了道德认知，即"真知即所以为行，不行不足谓之知"。

2.**循序渐进**　王守仁认为教育应"随人分限所及"，即遵守循序渐进原则。他在回答门人黄以方关于如何达到"溥博如天，渊泉如渊"的道德修养境界时明确阐述了这一原则，他说："我辈致知，只是各随分限所及。今日良知见在如此，只随今日所知扩充到底；明日良知又有开悟，便从明日所知扩充到底。如此方是精一功夫。"他还以树的成长为例，指出教育切不可拔苗助长。王守仁还特别提到儿童教育要符合其身心发展特点，更应遵守循序渐进的原则："洒扫应对就是一件物，童子良知只到此，便教去洒扫应对，就是致他这一点良知了。又如童子知畏先生长者，此亦是他良知处。故虽嬉戏中见了先生长者，便去作揖恭敬，是他能格物以致敬师长之良知了。童子自有童子的格物致知。我这里言格物，自童子以至圣人，皆是此等功夫。但圣人格物，便更熟得些子，不消费力。"

3.**循循善诱**　王守仁倡导循循善诱原则，针对的是传统教育填鸭式的教育方式。他根据"心即理"说指出：个体本来就有是非之心，所以不必强迫学生来学，不应该向学生一味地灌输，而要积极引导学生"明心"。他以孔子的教育活动为例做了说明。他说："圣人之学，不是这等捆缚苦楚的，不是装作道学的模样。""孔子有鄙夫来问，未尝先有知识以应之，其心只空空而已，但叩他自知的是非两端，与之一剖决，鄙夫之心便已了然。鄙夫自知的是非，便是他本来天则，虽圣人聪明，如何可与增减一毫？他只不能自信，夫子与之一剖决，便已竭尽无余了。"这是说曾有农夫向孔子请教，孔子并没有直接把已知的东西告诉这位农夫，而是根据农夫所知道的内容来引导，结果取得了很好的教学效果。

4.**因材施教**　王守仁认为，每个人的资质是不同的，即使圣人与圣人之间也有不可忽视的差异，认为教学有必要因材施教。在回答弟子顾东桥关于学校办学问题时，他就明确地阐述了这一观点："学校之中，惟以成德为事，而才能之异或有长于礼乐，长于政教，长于水土播植者，则就其成德，而因使益精其能于学校之中。""中人以下的人，便与他说性，说命，他也不省得，也须慢慢琢磨他起来。"他还以医生对症下药来比方："夫良医之治病，随其疾之虚实、强弱、寒热、内外，而斟酌加减，调理补泄之要，在去病而已，初无一定之方，不问证候之如何，而必使人人服之也。君子养心之学，亦何以异于是！"由此可见，在王守仁眼里，教书育人与治病救人一样要因人而异。

5.教学相长 王守仁很重视教学相长原则。他在贵州龙场授徒讲学时指出，弟子之间可以劝勉从善，师生之间也可以相互劝勉。他认为那种不需要劝谏教师的看法是错误的。也就是说，学生对老师可以劝谏，只要方式做到"直不至于犯，而婉不至于隐耳"就可以了。他还特别强调，如果学生发现他在言行上有问题，可以立即劝谏。在教育活动中，王守仁也是这样做的。他不断地与弟子们进行辩难，从中取得了不少的进步，这在《传习录》的记载中可以清楚地看到。比如，王守仁发现弟子们采取"澄心静坐"作法易使人空虚，为此提出了"致良知"说，而提出该说即得益于弟子徐爱。

五、卢梭的自然教育理论

卢梭（Jean Jacques Rousseau，1712—1778）是法国18世纪启蒙思想家、哲学家和教育家，他对"自然教育"给予诠释的一个重要方面，就是将"自然教育"与"儿童天性的发展"等同起来，这与他对"自然"概念的阐释密切相关。他通过隐喻的方式诠释了自然："自由生长的植物虽然保持着人们强制它倾斜生长的方向，而且，如果这种植物继续发育的话，它又会直立地生长的。人的习性也是如此，只要人还处在同样的境地，他就能保持由习惯产生的习性。"换言之，就是自然本性不能以外在力量来强迫改变，这是"习性"使然。他反对由外在力量强迫导致的不自然的习惯，倡导符合儿童天性的习惯——自然。它们是与生俱来的生理器官、本能、潜能，用卢梭的话说，就是"原始的倾向"或"内在的自然"。

1.自然教育就是儿童自然状态的回归 卢梭自然教育的第二层含义是回归儿童的自然状态。如前所述，在自然状态下，自然人过着一种孤独、和平和无拘无束的生活。然而，不合理的社会制度、宗教、偏见等改变了人的灵魂，使得渐渐地脱离了人的原始状态。因此，他要求慈爱而有先见的母亲要避开这种社会制度，"保护这株正在成长的幼苗，使它不受人类各种舆论的冲击！趁早给你的孩子的灵魂周围筑道围墙，别人可以画出这道围墙的范围，但是你应当给它安上栅栏。"卢梭指出的道路就是取消传统社会中对儿童发展过多的人为干预和控制，回归儿童的自然状态。

2.自然教育应按自然法则和年龄特征进行 教育应适应自然法则，使人按自然法则生活。卢梭认为，人应该把自己的生活限制于自己的能力范围之内，这样就不会再痛苦了。紧紧地占据着大自然在万物的秩序中给你安排的位置；不要反抗严格的必然的法则，不要为了反抗这个法则而耗尽了你的体力，因为上天所赋予你的体力，不是用来扩充或延长你的存在，而只是用来按照它喜欢的样子和它所许可的范围而生活。你天生的体力有多大，你才能享有多大的自由和权利，不要超过这个限度；其他的一切全都是幻想和虚名。

3.自然的教育即自由的教育 自由教育是卢梭自然教育的内在蕴含。这与卢梭对自由的认识密切相关。在卢梭看来，"在所有一切财富中最可贵的不是权威而是自由"，每个人都是生来就是自由的，自由是人之为人的本性，也是人的首要的自然权利。自由与自然合为一体，因为自由是"自然的基本禀赋。"放弃了自己的自由，就是放弃了自己做人的资格，就是放弃了人类的权利。既然自由是儿童的天性，那么，"适应自然"的教育必然是"自由教育"。无论是儿童"才能和器官的内在的发展"，还是保持儿童的自然状态，其基本精神就是顺应儿童本性的发展，让儿童自由自在地生活和活动，尽最大的可能让儿童成为一个身心自由发展的自然人。

六、裴斯泰洛齐的教育思想

约翰·亨利赫·裴斯泰洛齐（Johann Heinrich Pestalozzi，1746—1827）是瑞士著名的民主主义教育实践家和思想家。他的教育思想有以下几种。

1.教育教学的心理化理论 裴斯泰洛齐的终身奋斗目标之一，就是要实现教育教学的心理学化，这一方面源于自然主义教育思想，另一方面源于他在教育实验中的探索和思考。个人的心理发展与人类的心理发展具有相同的进程，这是他提出问题的基本出发点。

2.爱心的教育理论 在世界教育史上，提出较为完整的爱的教育理论，并全身心投入教育工作，真正实施爱的教育最具代表的人物就是裴斯泰洛齐。他的爱心教育包括他的教育圣心和爱心教育理论。裴斯泰洛齐教育方法的优越性在于，思想和爱互相联系在一起。他认为，爱既是统摄其他一切感情的核心，也是人性统一的核心。爱是人与动物的根本区别。人能用心去爱，去理解别人，他非常重视爱在人的发展和教育发展中的作用。他指出，缺乏爱的教育是无法实现教育目的的。裴斯泰洛齐指出，道德教育的最基本要素就是儿童对母亲的爱。母亲对初生婴儿的需要给予满足，使婴儿产生了对母亲的感激、信任、依赖，激发了他的爱的本性。这种母子之间的爱，是道德原则之所在，是教育的开端。婴儿对母亲的爱报之以爱，这就为教育提供了动力。儿童从对母亲的爱出发，通过生活中的行动、练习，逐渐扩大到爱兄弟姐妹、爱邻居、爱受苦受难的人，最后达到崇高的目标——爱人类。

裴斯泰洛齐的爱心教育理论对当今教育实践有着重要的启示作用。在教育工作中，爱的力量是巨大的。在转化后进班级和后进学生中取得成功的每一个教师，通过自己的经验都对此有更真切的感受。但在教育中，爱不是万能的。超过合理的限度，爱就变成了溺爱、纵容、放任，这是教育中的极大祸害。

七、赫尔巴特的教育思想

赫尔巴特（J. F. Herbart，1776—1841）是德国哲学家、心理学家，被称为"教育科学之父"。在其伦理学和心理学所建构的基础上，赫尔巴特提出了完整的教育理论。他把儿童教育的整个过程分为儿童的管理、教学和训育（道德教育）三个部分或阶段，并认为儿童管理的主要任务是身体发展和形成"一种守秩序的精神"，从而为教学和道德教育创造必要的条件，而教学事实上又是为道德教育做准备的。因此，在赫尔巴特教育理论中，道德教育才是最重要的目的和内容。

1.道德教育目的："成人" 赫尔巴特提出，教育的最高目的乃是道德，真正的教育实际上是一种道德教育。这种德育，其核心在于养成学生良好的道德观念和品格，让学生成为一个有德行的人。因为，教育首先在于让学生从一个自然人变为社会人。

2.教育的可能目的："成才" 普遍性的道德性格是教育追求的最终目的，不过这种教育目的的指向的是未来，而教育者却无法准确地预计每个儿童的未来生活，特别是其职业生活。另一方面，人类社会的分工越来越专业化，又要求每个人在未来都必须精通某一门职业或某一种工作。为此，教育就必须注重儿童的多方面兴趣的培养，即促进儿童"一切能力的和谐发展"。只有这样，教育才能帮助儿童顺利地适应未来的职业生活需要。这样一来，多方面兴趣的培养，为学生成才奠定坚实的基础，就成为教育的可能目的。

3.教育的起点：儿童的个性 为了顺利实现教育的目的，就必须研究教育的对象——儿童及其学习，这就是赫尔巴特教育理论的另一个基础——心理学所要研究的内容。因为，我们之所以能对儿童进行管理和教育，是因为儿童是具有可塑性的，这是一切教育理论的出发点。如果没有这个前提，教育将是不可能发生的。不过，尽管赫尔巴特坚信"学生是具有可塑性的"，但他却并不认为这种可塑性对所有人在所有方面都是等同的。多方面的兴趣，恰恰是由不同儿童的不同个性所决定的。如果教育者把平衡学生多方面兴趣作为一种普遍性的追求，就必须将儿童的个性作为教育的出发点。因为学生是个别的人。

不仅如此，赫尔巴特还特别警告说："我们特别要求教育者识别他本人的特性，当学生的行为与他的愿望不一致，而在两者之间又不存在带有实质性的优劣时，他应当慎重考虑。他必须立即放弃他自己的愿望，如果可能，甚至连表达这种愿望也必须抑制住。"唯有如此，教育的双重目的才会得到真正实现。

第二节　现代教育理论

到了近现代，中国的许多思想家和教育家特别重视教育的社会作用，产生了许多著名的教育思想，对现代教育发展起到了非常重要的作用。

一、蔡元培的教育理论

蔡元培（1868—1940）是我国近代著名的民主革命家、教育家和思想家。他的教育思想博大精深，主要有："五育并举"的教育方针、教育独立思想及高等教育思想，包括"研究高深学问"的大学观、"思想自由""兼容并包"的办学方针、"学为基本，术为支干"的学术观、研究型教学观和研究型教师的素养观。这些教育思想无论是对北京大学的改革，还是对我国近现代教育的发展，都产生了重大影响，且具有里程碑的意义，是我国宝贵的优秀的教育遗产。

1912年初，蔡元培发表《对于教育方针之意见》一文，根据专制时代和共和时代对教育的不同要求，从"养成共和国民健全之人格"的观点出发，提出军国民教育、实利主义教育、公民道德教育、世界观教育和美感教育"五育"并举的教育思想，成为制定民国元年教育方针的理论基础。该文系统地阐述了"五育"各自的内涵、作用和相互关系。

二、黄炎培的教育理论

黄炎培（1878—1965）是20世纪中国杰出的教育家。他主张打通教育与社会的壁垒，通过有效的教育来培养社会需要的人才，通过培育人才服务于社会，以改善国计民生，促进社会进步。其职业教育思想主要包括以下几个方面：应确立职业教育的正统地位，因而职业教育体现在学制上是"一贯"的，在实施上是"整个"的；职业教育目的包括为个人谋生和为社会服务两个层面，职业教育的终极目标是"使无业者有业，使有业者乐业"；职业教育的办理必须社会化、平民化、科学化；职业教育在课程设置上应专业与广博兼顾，在教学中强调"手脑并用"。黄炎培职业教育思想及其实践对我国现代教育的发展产生了重大的影响。

黄炎培在不同的时间、不同的场合多次提到"使无业者有业，使有业者乐业"，并将之作为职业教育的"终极的目标"。

"使无业者有业"是指通过职业教育使得个体获得谋生的能力和机会，解决社会失业问题，使人才不至于浪费。清末以来提倡的新教育并未能解决实际问题，反而造就了很多"高等游民"，加剧了社会就业的困难。黄炎培之所以提倡职业教育，正是有感于当时中国社会百业凋敝、社会生计艰难。黄炎培倡导职业教育，主张改造普通教育，希望各级教育都能够注重与社会生活的联系，提高其实用性。黄炎培曾提倡和创办过各种各样的职业教育，包括普通职业学校、职业补习学校、职业指导机构、农村职业教育实验区、伤兵职业教育、灾民职业教育、战后伤残职业教育等，虽然重点不同，但是其目的是不变的。他在上海创办的中华职业学校选址是在上海的西南区，就是考虑到上海西南民众贫苦而无业者最多，学校开设铁工、木工两科，也是考虑到其更能适合民众的需要。

三、陶行知的教育理论

陶行知（1891—1946）是现代中国伟大的人民教育家。他毕生致力于教育事业，勇于批判和改革旧教育，探索具有中国特色的教育发展之路。他从深厚的爱国主义和民主主义出发，创造和发展了生活教育理论，为中国现代教育的改革和发展指明了方向。他终身为普及教育而奋斗，创新普及教育方法及师范教育的理论体系，重视创造教育，提出儿童的"六大解放"。在学前教育方面，他针对现实弊端，主张创建中国特色幼稚园，身体力行推动幼稚园走进农村和工厂，并采用"艺友制"办法培养实际需要的幼儿师资等，对中国学前教育的发展产生了重要影响。

陶行知主张"生活即教育，就是要用教育的力量，来达民之情，遂民之欲"，"是要解放人类的"。他特别呼吁：只有儿童的生活，才是儿童的教育，要从成年人的残酷中把儿童解放出来。归纳起来说，教育就是要培养个体的健全人格，发展儿童的个性，促进儿童健康成长。

生活教育理论是陶行知在批判传统教育、吸收中外优秀教育理论成果的基础上，经过不断探索、试验而形成的符合中国实际，有中国特色的教育理论体系。它由"生活即教育""社会即学校"和"教学做合一"三部分构成，是陶行知教育思想的核心和理论基础，贯穿于陶行知教育思想和实践的各个方面。生活教育理论是陶行知为中国教育发展所探寻的生路，是改造中国旧教育的锐利思想武器，是陶行知吸收中外教育思想精华，博采众家之长的智慧结晶。

四、陈鹤琴的教育理论

陈鹤琴（1892—1982）是中国近现代教育家。他在儿童教育心理、家庭教育、学前教育等理论方面均有其杰出的贡献，其"活教育"理论尤其对中国现代教育有着重要的影响。"活教育"理论是陈鹤琴独创的教育理论。"活教育"萌芽于20世纪20年代，陈鹤琴于1940年在江西省立实验幼稚师范学校时正式提出，后得到进一步发展，形成"活教育"的理论体系。

"活教育"理论无疑是针对中国传统的"死教育"而提出来的。陈鹤琴有感于陶行知描述当时教育情形的警语："教死书，死教书，教书死；读死书，死读书，读书死"，决心使这种腐朽的死教育变为前进的、自动的、有生气的教育，即活教育。他将"活教育"表述为："教活书，活教书，教书活；读活书，活读书，读书活。"从理论基础而言，"活教育"

则根植于杜威的实用主义哲学，同时又是对德可乐利"活的教育"和陶行知"生活教育"理论的借鉴。

陈鹤琴指出，"活教育"的目的是教育儿童"做人、做中国人、做现代中国人、做世界人"。

1.做人 教育的本质就是培养"人"。活教育的目的是教人"做人"。中外古今的教育家，都是非常注重教人如何"做人"的。到了近代，教育本身变了质。以为读书就是"受教育"，反倒把"做人"忘记了。所以，陈鹤琴说他特别提出教育目的是使受教育者学会"做人"，以唤起人们对教育这一本质目标的注意。在陈鹤琴看来，这种"人"既不是奴婢，也不是君主；既不是文官，也不是武将；既不是专门"劳心者"，也不是专门"劳力者"。他要求，做一个一般意义上的真正的人，必须热爱人类、热爱真理，具有独立的人格。他认为人是一种社会的存在，必定在人与人之间相互发生关系。怎么使这个关系正确而完好地建立起来？正是通过参与共同生活，通力合作改造自然，建设社会，使个人体会得到幸福，便是一个"做人"的问题。所以，教人"做人"是"活教育"的基本目标。

2.做有世界眼光的现代中国人 中国教育的对象是中国儿童。因此，对中国儿童实施教育应植根于中国国情。他强调，我们生活在中国，是一个中国人，就应当学习做一个与其他国家的人有所不同的中国人。"做中国人"表明了中国社会发展有自己的特质，中国人生活的内容及其意向必然为该特质所决定。尤其重要的是，要教儿童明了中国当前的生活内容与奋斗目标，做一个有骨气的中国人，即"每一个人都要负荷一个历史任务，那便是对外反对帝国主义的干涉，争取民族独立；对内肃清封建残余，建树科学民主"。在此基础上，陈鹤琴又提出要"做现代中国人"概念。"现代"是一个时间概念，当时是指20世纪，一个科学民主的时代。我们每个人都生活在现代社会的中国，就应当做现代中国人。因此教育既不能脱离中国的实际，也不能脱离现实，它一方面应建筑在中国的历史传统和人文结晶之上，一方面应紧跟时代发展的步伐。所培养的人，应当是既继承民族传统文化又具有科学头脑、民主思想的现代中国人。

陈鹤琴认为，做一个具有世界眼光的现代中国人，必须具备健全的身体、建设的能力、创造的能力、合作的态度和为大众服务的精神五个条件。

五、杜威的教育思想

约翰·杜威（John Dewey，1859—1952）是美国著名的哲学家、教育家。他的教育思想是建立在其经验论哲学和本能论心理学的基础之上的。在教育价值观方面，杜威既突出了他的儿童中心论的思想，同时又提出了社会中心论的观点。在教育本质的认识上，杜威提出了"教育即生活""教育即生长""教育即经验的改造"的著名观点。在对教育目的的论述中，杜威提出"生长论"教育目的观。在教学理论方面，杜威提出，儿童的经验是课程的主要内容，获取经验需要从做中学，从经验中学。他根据"思维五步"提出了"教学五步"的教学方法。

（一）教育即生长

杜威在批判传统教育的基础上，提出"教育即生长"的教育观。他说："生长是生活的特征，所以教育就是生长；在它自身之外，没有别的目的。"生长是一个生物学概念，但在杜威这里，生长既是一个过程，又是一个结果，它表示有机体与环境、内在条件与外部条件相互作用的过程和结果，它不仅仅是生物学意义上的概念，它还有着丰富的社会内涵，它是一个持续不断的社会化的过程。与教育联系在一起，所谓的"生长"就是指儿童原始的本能生长的过程，不仅包括身体方面，而且也包括智力和道德方面。在他看来，儿童的本能是教育的基础，教育不能是拿外面的东西强迫儿童去吸收，而是要使人类与生俱来的能力得到生长。教育的目的就是，通过组织保证继续生长的各种力量，使教育得以继续进行下去。

（二）教育即生活

杜威从其经验论和心理学出发，提出"教育即生活"。他认为教育是生活的过程："没有教育即不能生活。所以我们可以说，教育即生活。"杜威所说的"生活"是一种"改造"了的"新"生活，这种生活打破了成人生活与儿童生活的界限，融合了学校生活、家庭生活和社会生活。这种生活因为满足了儿童的兴趣和需要而成了儿童的生活，而不是为未来的生活做准备。当时的美国学校生活脱离了现实的社会生活，也脱离了儿童的生活，杜威想做的就是把它们很好地结合起来。由此，杜威的"教育即生活"实际上有两方面的含义：一是学校生活与社会生活结合，适应现代社会变化的趋势并成为推动社会发展的重要力量，校园不应是世外桃源而应积极参与社会生活。二是学校生活与儿童生活结合，满足儿童的需要和兴趣，使校园成为儿童的乐园而不是囚笼和监牢，使儿童在现实的学校生活中得到乐趣。与此相应，杜威提出"学校即社会"，以克服学校与社会、与儿童生活的分离。

（三）教育即经验的改造

"教育即经验的改造"是杜威教育思想中的一个重要命题。在他看来，这种改造或改组既能增加经验，使受教育者认识他们所从事的各种活动彼此之间的内在联系，又能够提高后来经验进程的能力，使受教育者能够预料将要发生的事，并能预先做准备，以便将来获得有益的结果，避免无益的结果。杜威强调了经验的连续性，把经验的改造或改组看作一个"继续不断"的过程，他说，"经验作为一个主动的过程是占据时间的，它的后一段时间完成它的前一段时间；它把经验所包含的但一直未被察觉的联系显露出来。因此后面的结果揭露前面结果的意义，而经验的整体就养成对具有这种意义的事物的爱好或倾向。所有这种继续不断的经验或活动是有教育作用的，一切教育存在于这种经验之中。"杜威的"教育即经验的改造"的思想为其教学论奠定了理论基础。

六、苏霍姆林斯基的教育思想

苏霍姆林斯基（B. A. Cyxomjnhcknn，1918—1970）是前苏联著名的教育家。他的"人的全面发展"理论对现在的教育理论仍然具有重要影响作用。

（一）人的全面和谐发展教育理论的内涵

苏霍姆林斯基的人的全面和谐发展理论是一个内容十分丰富的教育学思想体系，其核心是使全体学生都得到全面和谐的发展。

（二）人的全面和谐发展教育理论的内容

苏霍姆林斯基的全面和谐发展理论，建立在他对社会主义社会基础教育的培养目标的认识基础之上。他认为，学校教育的任务是把学生培养成有社会主义觉悟、有理想、有才能并有丰富精神生活的合格的公民。具体到教育实施阶段，就是指学生在德育、智育、体育、美育、劳育这五个方面的全面和谐发展。他要求教育工作者注意到各育之间的相互联系，发挥它们的综合教育作用。

（三）实施人的全面和谐发展理论的主要途径

1.通过学校教育促进人的全面和谐发展　学校主要通过教师、课程和环境三个方面对学生进行全面和谐教育。

首先是教师。"把整个心灵献给孩子"便是苏霍姆林斯基一生从事教育事业的真实写照。苏霍姆林斯基很重视教师在学生求学生涯中所起的关键性作用。他将儿童比作花朵，如果无人照看，它很快就会枯萎。同样道理，任何一个人如果无人管教，他就会随波逐流，成为社会的危害。

其次是课程。包括一切课内与课外的活动。苏霍姆林斯基认为课堂学习与课外活动必须结合起来。课堂教学是进行智育的最主要途径，教师通过教学对学生进行智力的开发，使学生掌握各科的基础知识和基本原理。

最后是环境。苏霍姆林斯基认为美丽的大自然以及校园环境可以对学生进行潜移默化的影响。他倡导学生们多去欣赏大自然的美，捕捉自然界很多细微的变化，从而陶冶心性；观察变化万千的自然现象，也有助于锻炼学生的观察能力、思维能力。优美的学校环境对于儿童的道德观念、情感陶冶、身体素质等方面的发展也有着特殊的作用。

2.通过家庭教育促进人的全面和谐发展 苏霍姆林斯基高度重视家庭教育的作用，关注家庭与学校的紧密配合。他认为，没有家庭教育配合的学校教育，和没有学校教育支持的家庭教育，都不可能完成培养和谐发展的人的教育任务。所以在帕夫雷什中学里，他建立了一个完整的"学校–家庭教育体系"。他曾说"没有比让母亲和父亲学会如何教育儿童更为重要的任务了"。为此，苏霍姆林斯基潜心研究家庭教育的理论，并从20世纪50年代初起就在学校中开设"家长学校"，使家长掌握最低限度的教育学和心理学知识，并鼓励家长把学到的理论和自己孩子的精神生活联系起来。

3.通过自我教育促进人的全面和谐发展 前苏联教育的普遍现象是将儿童视为被动的、抽象的教育对象，课堂只重视知识灌输和机械记忆，无视儿童作为教育对象的主体性以及儿童自身发展的内在需求，导致儿童变成了没有理想、没有信念的装满知识的容器。

据此，苏霍姆林斯基提出，真正的教育在于激发学生进行自我教育。通过自我教育，儿童才能真正地认识自我，也只有这样，外在的知识才能内化为儿童的精神财富。

4.通过集体主义教育促进人的全面和谐发展 集体主义是培养全面和谐发展人的一条重要教育原则。在苏霍姆林斯基的教育体系中，对学生进行集体主义教育主要是通过三条途径，第一是通过教师个人及教师集体进行教育；第二是通过班集体进行教育；第三是通过课外活动进行教育。

第三节 其他著名教育理论

除了传统的教育理论和现代的教育理论外，其他著名的教育理论同样对教育发展起到了促进的作用，提供了教育思想家们研究、实践的多样途径。

一、其他传统教育理论

从先秦开始，一直争论不休的就是要通过教育处理人性中的善恶问题。孟子（约公元前372年—前289年）是战国时期的思想家、教育家，他主张人性善。孟子说人有先知先觉和后知后觉。

董仲舒（公元前179年—前104年）是西汉思想家和教育家，他将有关人性的问题提到了理论高度，他认为人性不能说成是善或恶，人性只是一种"自然之资""天质之朴"，是人发展的基础，人性的恶是后天教化的结果。明末清初的思想家王夫之（1619—1692），他提倡"学""思"并重，"行重于知"，反对宋儒主张的"习静"和"主敬"的说法。他认为天地是常常运动变化且不会停息的，所以人心也是常动不息的；人如果习静而不常动，则饱食终日无所事事，与飞虫无异。这种哲学思想反映在王夫之的教育主张上，则成为教育应鼓励和培养人的主观能动性的理论基础。

在国外，把教育同人性联系在一起而提出"自由教育"概念的是古希腊哲学家亚里士多德（Aristotle，公元前384年—前322年），他认为自由民主有政治上的自由外，还必须具有经济上的自由，以便从事心灵的沉思，研讨真理和进行哲学的思考。对自由民最适合的教育便是自由教育，也称为文雅教育，是强调身心既美且善的和谐发展教育。

法国启蒙思想家狄德罗（Denis Diderot，1713—1784）提出要改变环境和教育，使人得到合乎理性的发展。狄德罗讲的理性，就是人性。他否认人们天赋的差异，强调环境和教育对人的形成和发展的绝对作用。所以，他主张彻底改革国民教育制度，实行民主、平等和世俗化的教育，将学校从教士手中收回，交由国家办理，使人人享有接受教育的权利。

毋庸讳言，中外思想家、学者和教育家从人性及人的发展上对教育本质的论述，对于教育的实施，对于教育职能的发挥，对于促进社会的发展，是有丰富的参考价值的。

二、其他现代教育理论

（一）关于美德教育理论

古希腊哲学家苏格拉底（Socrates，公元前469年，或公元前470年—前399年），提出了"美德即知识"的观点，同时他也肯定了美德是可教的。苏格拉底认为知识是可以支配人的行为的。知识可以使人辨别善恶美丑，知识可以支配人的快乐或痛苦等情感，知识可以帮助人选择善的行为。苏格拉底进而论证了各种美德都是来源于知识，都是由知识支配的。而知识是可教的，所以美德是可教的。

（二）关于夸美纽斯的教育理论

著名的捷克教育家夸美纽斯（Johann Amos Comenius，1592—1670），从教育的目的与作用出发，指出了普及教育的必要性。

夸美纽斯要求"不仅有钱有势的人的子女应该进学校，而且一切城镇乡村的男女儿童，不分富贵贫贱，同样都应该进学校"。在夸美纽斯看来，如果能普及教育，每个人都知道如何行事，能够在工作与劳苦中宽慰自己，就可以愉快地度过人生。这种状况就是"这个世界所能实现的唯一天堂"。

（三）蒙台梭利的教育思想

蒙台梭利（意大利语：Maria Montessori，1870—1952）是教育史上一位伟大的幼儿教育家，欧洲新教育运动主将之一。蒙台梭利教育思想主要涉及儿童观及儿童发展观、教学思想、儿童"工作"思想、教师观等。蒙台梭利教育思想在世界幼儿教育史上占有极其重要的地位，并对后世幼儿教育理论和实践的发展产生了极为重要的影响。

重点回顾

重点回顾

目标检测

参考答案

一、选择题

1.蔡元培的"五育并举"的教育方针中，不属于五育的内容是（   ）。

A.军事国民教育   B.实力主义教育

C.人生观教育   D.世界观教育

2.生活教育理论是陶行知教育思想的核心。其基本内容包括"生活即教育""社会即学校"和（   ）三方面。

A.教授治校   B."教学做合一"

C.砥砺德行   D.思想自由

3.陈鹤琴指出"活教育"的目的是教育儿童"做人、做中国人、（   ）、做世界人"。

A.做社会主义人   B.做中国现代人

C.做现代中国人   D.做接班人

二、思考题

1.试论孔子道德教育思想及其现实意义。

2.试论朱熹教育思想及其历史地位。

第六章 当代中国教育

1.掌握当代中国教育的现状及发展趋势。

2.熟悉中国教育事业发展的光辉历程。

3.了解我国教育改革的主要措施和重大成效,增强对我国当代教育事业的自豪感和使命感。

本章主要介绍当代我国教育的发展历程和重大成就,各级各类教育改革的主要措施和成效,包括学前教育、中小学教育、高等教育、职业教育和终身教育等,并由此预见我国教育未来发展,将呈现出与互联网、人工智能深度融合的趋势,更加符合人民群众对美好生活的需要的趋势、教育国际化和教育资源全球配置的趋势。

第一节 当代中国教育的发展

一、社会主义教育事业的奠基时期

社会主义教育事业的奠基时期是指 1949—1956 年。1949 年,我国面临着接管旧教育、建设新教育的全新任务。当时主要采取了以下五个方面的改革措施:①接管和改造旧学校,掌握学校的领导权;②改革旧学制,颁布新学制,实行全日制学校、干部学校、业余学校同时并举的"三轨制",为工农特别是工农干部提供受教育的机会;③所有设施都向劳动人民开放;④清理教师队伍,对教师进行思想改造;⑤对高等学校进行院系调整,以便更切实地为经济建设服务。

二、社会主义教育事业的艰难探索

1957 年以后,我国教育界开始寻求符合国情的、体现中国人关于未来社会理想的教育模式。1958年9月，中共中央、国务院发布了《关于教育工作的指示》，提出了教育为无产阶级政治服务、教育与生产劳动相结合的教育方针。其要点是：在一切学校中，加强政治思想教育工作；把生产劳动列为正式课程，学校办工厂和农场，工厂和农业合作社办学校；走党委领导下的群众路线，实行党委领导下教育专门队伍和人民群众结合，教师和学生群众结合，掀起了一场轰轰烈烈的教育革命浪潮。1957—1978年，我国经历了一段社会主义教育事业的艰难探索时期。

三、中国特色社会主义教育事业的发展

1978年12月党的十一届三中全会确定了以经济建设为中心的社会主义现代化建设基本路线，我国教育改革和发展进入一个新的时期。邓小平1983年为北京景山学校题词"教育要面向现代化，面向世界，面向未来"，成为此后我国教育改革和发展的战略方针。

1985年《中共中央关于教育体制改革的决定》明确了我国的教育目的："教育必须为社会主义建设服务，社会主义建设必须依靠教育。"同时指出："中央认为，要从根本上改变这种状况，必须从教育体制入手，有系统地进行改革。"这一文件的核心内容包括：①把发展基础教育的责任交给地方，有步骤地实行九年义务教育；②调整中等教育结构，大力发展职业技术教育；③改革高等学校的招生计划和毕业分配制度，扩大高等学校办学自主权。这些为教育主动适应经济和社会发展的需要，为教育的多元化发展和真正办出富有中国特色的教育奠定了基础。

根据我国教育发展的新形势，1993年中共中央发布了《中国教育改革和发展纲要1993》，提出"到本世纪末……形成具有中国特色的、面向二十一世纪的社会主义教育体系的基本框架。再经过几十年的努力，建立起比较成熟和完善的社会主义教育体系，实现教育的现代化"。1998年中共中央、国务院办公厅发布了《关于深化教育改革全面推进素质教育的决定》，其中提出了"全面推进素质教育，培养适应二十一世纪现代化建设需要的社会主义新人"的战略思想，并从"深化教育改革，为实施素质教育创造条件""优化结构，建设全面推进素质教育的高质量的教师队伍"和"加强领导，全党、全社会共同努力开创素质教育的新局面"几方面，确定了开创教育工作新局面的工作思路、原则和方法，为中国教育事业的转型奠定了基础。2002年党的十六大进一步提出坚持教育创新，形成比较完善的现代国民教育体系，形成全民学习、终身学习的学习型社会的改革方向和目标。

进入21世纪以后，经济全球化深入发展，科技进步日新月异，人才竞争日趋激烈。面对经济升级和社会转型的新要求，教育还存在诸多不适应，主要表现在：中小学生课业负担过重，素质教育推进困难；创新型、实用型、复合型人才极其紧缺；教育体制机制不完

善；教育结构和布局不尽合理，城乡、区域教育发展不平衡，贫困地区、民族地区教育发展相对滞后。为此，2010年中共中央、国务院颁布的《国家中长期教育改革和发展规划纲要（2010—2020年）》做出了全面部署，提出深化教育综合改革，特别是重点领域和关键环节的改革，以立德树人为根本任务，以改革创新为强大动力，以促进公平和提高质量为战略重点，以推进考试招生制度改革和深入推进管办评分离为重要抓手，着力培养创新型、复合型、实践型和国际化人才。由此，我国开启了从教育大国迈向教育强国、实现教育内涵式发展的新征程。

2017年党的第十九次代表大会胜利召开，开启了中国特色社会主义新时代。大会做出了我国社会主要矛盾已经转化为人民日益增长的美好生活需要和不平衡不充分的发展之间的矛盾的历史判断。大会强调，要把教育事业放在优先发展位置，加快教育现代化，办好人民满意的教育。这为新时代中国教育改革发展确立了新方向，提出了新目标，指明了新路径。2019年2月，国家印发《中国教育现代化2035》，提出了推进教育现代化的八大基本理念，更加注重以德为先，更加注重全面发展，更加注重面向人人，更加注重终身学习，更加注重因材施教，更加注重知行合一，更加注重融合发展，更加注重共建共享。明确了推进教育现代化的基本原则首先是要坚持党的领导。2019年3月，习近平总书记在京主持召开学校思想政治理论课教师座谈会并发表重要讲话，党的总书记亲自主持召开这个主题的会议，在我们党的历史上是第一次，在中华人民共和国教育史上更是具有里程碑意义的大事件。总书记的讲话系统深刻回答了培养什么人、怎样培养人、为谁培养人这一教育的根本问题，为推进新时代思政课建设指明了方向。2020年3月，中共中央、国务院发布《关于全面加强新时代大中小学劳动教育的意见》，把劳动教育纳入人才培养全过程，贯通大中小学各学段。2021年10月，中共中央办公厅、国务院办公厅印发《关于推动现代职业教育高质量发展的意见》，提出加快构建现代职业教育体系，建设技能型社会，弘扬工匠精神，为全面建设社会主义现代化国家提供有力人才和技能支撑。2022年4月教育部印发《义务教育课程方案（2022年版）》。该方案旨在构建信息时代课程与教学新体系，是义务教育课程修订的根本任务，它为此确立了"课程核心素养"理念。

2022年10月，党的二十大召开，报告强调，必须坚持科技是第一生产力、人才是第一资源、创新是第一动力，深入实施科教兴国战略、人才强国战略、创新驱动发展战略，开辟发展新领域新赛道，不断塑造发展新动能新优势，并再次强调坚持教育优先发展。到2035年，我国发展的总体目标之一是要建成教育强国、科技强国、人才强国、文化强国、体育强国、健康中国，国家文化软实力显著增强。"实施科教兴国战略，强化现代化建设人才支撑"，而且第一次把教育、科技、人才合为一个部分进行论述，强调加快建设教育强国，教育始终是我们建设中国特色社会主义现代化强国，实现高质量发展的基石。党的二十大报告强调，教育、科技、人才是全面建设社会主义现代化国家的基础性、战略性支撑。

面向2035年乃至2050年，我国教育始终坚持全面深化改革，吸收人类文明有益成果，尊重教育规律和人才成长规律，在教育结构和教育布局优化上做出更大努力，在教育公平和教育质量提升上迈出更大步伐，在激发教育活力上采取更有力的措施，系统创新人才培养模式，全面提高个性化、多样化、高质量教育服务的供给能力，坚持中国特色社会主义教育道路，不断推进教育治理体系和治理能力现代化。

第二节　当代中国教育的现状

一、我国教育事业的跨越式发展

中华人民共和国成立70多年来，中国教育的成就是全面的，从数量到质量，从学前教育到高等教育，从普通教育到职业教育，从理念到行动，从课程到文化，从民间到政府，从农村到都市，都发生了翻天覆地的变化。主要表现在如下三个方面。

1.确立了教育优先发展的战略地位和教育的基础地位　1982年9月，中国共产党第十二次全国代表大会召开。大会通过的政治报告提出，"在今后二十年内，一定要牢牢抓住农业、能源和交通、教育和科学这几个根本环节，把它们作为经济发展的战略重点"，把教育提高到了全国经济发展的战略核心地位。从此，教育被列入党和国家的重要工作议程，得到了各级党委和政府的重视。

1984年10月20日，中共十二届三中全会通过了改革开放以来的第一份经济体制改革方案《中共中央关于经济体制改革的决定》。文件第九条提出，"进行社会主义现代化建设必须尊重知识，尊重人才"，"科学技术和教育对国民经济的发展有极其重要的作用。随着经济体制的改革，科技体制和教育体制的改革越来越成为迫切需要解决的战略性任务"。1987年，党的十三大报告提出，要"把发展科学技术和教育事业放在首要位置"。从"战略重点"，到"战略性任务"，再到"首要位置"，尽管表述不同但是对教育的重视是一致和一贯的。

1992年，党的十四大报告更加明确指出"必须把教育摆在优先发展的战略地位"，这是在党的报告中第一次明确提出教育优先发展战略，中国教育进入优先发展时代。1993年，党中央、国务院发布了《中国教育改革和发展纲要》，进一步明确了教育优先发展的战略地位，并且提出了一系列教育发展的目标，其中，国家财政性教育经费支出占国民生产总值的比例在20世纪末达到4%就是其中之一。

2012年，党的十八大报告指出，教育是中华民族振兴和社会进步的基石，并继续提出"要坚持教育优先发展"。2017年，在党的十九大报告中，习近平总书记围绕"优先发展教育事业"对教育事业的改革和发展做出了新的全面部署，提出"建设教育强国是中华民族伟大复兴的基础工程，必须把教育事业放在优先位置，加快教育现代化，办好人民满意的教育"。

2022年，党的二十大报告指出，教育、科技、人才是全面建设社会主义现代化国家的基础性、战略性支撑。我们要坚持教育优先发展、科技自立自强、人才引领驱动，加快建设教育强国、科技强国、人才强国，坚持为党育人、为国育才，全面提高人才自主培养质量，着力造就拔尖创新人才，聚天下英才而用之。

"优先发展教育的战略"是我们对我国教育事业规律性认识的深化，而教育优先发展的一个重要标志，就是国家财政对于教育的经费保障，尤其是对于基础教育的经费保障。

改革开放之初的1978年，我国教育支出只有79.39亿元。经过全社会的共同努力，到2012年，国家财政性教育经费支出总额达到22236.23亿元。2022年，我国教育总投入接近6万亿元。2023年，我国一般公共预算中的教育支出稳步增长，达42166亿元。排在了各项支出之首，预算支出金额已经超过北京一年的GDP（41610.91亿元）。这些资金贯穿教育的方方面面，从学前教育到职业教育，从城市到农村，从学生补助到教师培养，都包括在内。

在教育经费大量增加的同时，中国的教育投入在结构上也在逐步优化。在"保工资、保运转、保安全"的基础上，财政性教育经费投入重点保障基础教育，加强薄弱环节和关键领域，努力做到向农村地区、贫困地区、民族地区倾斜，向农村义务教育、职业教育和学前教育倾斜，向特殊困难学生倾斜，向建设高水平教师队伍倾斜。在此基础上，我们先后全面建立了免费义务教育制度和家庭困难学生国家资助制度，实施了农村义务教育学生营养改善计划和薄弱学校改造计划，保障村小和教学点经费，不断推进义务教育均衡发展，努力促进教育公平。同时，通过发展学前教育的两个三年计划、中等职业学校的免费计划、高中阶段教育普及攻坚计划等财政支持，中国成功补齐了基础教育阶段的短板，基础教育的基础地位得到了全面巩固。

2. 构建了世界上最大的教育体系　1949年以来，尤其是1986年颁布《中华人民共和国义务教育法》、2004年实施西部地区"两基"攻坚计划、2012年党的十八大提出"办好人民满意的教育"以来，在党和政府的领导下，继续攻克"穷国办大教育"的难题，我国教育事业取得了前所未有的跨越式发展，所有人都有了接受教育的机会。我国正在逐步从一个人口大国走向人力资源大国。党的二十大报告指出，我们已"建成世界上规模最大的教育体系"。2021年我国共有在校生2.91亿人，劳动年龄人口平均受教育年限达10.9年，全国拥有大学文化程度的人口超过2.18亿，各级教育普及程度达到或超过中高收入国家平均水平。

70多年来，我国基础教育经历了一个从"人民教育人民办"到"义务教育政府办"的历史性转变。在经济社会发展相对落后、政府财力紧张拮据的情况下，我们广泛发动全社会力量兴办教育，基本实现了基础教育的全面普及。在很长一段时间内，我们用不到全世界5%的教育经费，支撑起占全世界20%人口的基础教育。在政府财力有所增长，对教育的认识进一步提高以后，又及时调整政策，发挥政府的主导作用，加大投入力度，解决了许多历史欠账，逐步使我国基础教育走上了快速、健康发展的道路。

3.教育质量保持较高发展水平　国家2022年统计的数据显示，全国共有各级各类民办学校18.57万所，占全国各级各类学校总数的比例35.08%。在校生5628.76万人，占全国各级各类在校生总数的比例19.34%。其中：民办幼儿园16.67万所，占全国幼儿园总数的比例56.54%；在园幼儿2312.03万人，占全国学前教育在园幼儿的比例48.11%。民办义务教育阶段学校1.22万所，占全国义务教育阶段学校总数的比例5.87%；在校生1674.10万人，占全国义务教育阶段在校生的比例10.60%。

民办普通高中4008所，占全国普通高中总数的比例27.48%；在校生450.34万人，占全国普通高中在校生的比例17.29%。民办中等职业学校1978所，占全国中等职业学校总数的比例27.12%；在校生267.63万人，占全国中等职业教育在校生的比例20.40%。民办高校764所，占全国高校总数的比例25.37%。其中，普通本科学校390所；本科层次职业学校22所；高职（专科）学校350所；成人高等学校2所。民办普通、职业本专科在校生845.74万人，占全国普通、职业本专科在校生的比例24.19%。民办教育在整个教育体系和国家经济社会发展中发挥了不可或缺的重要作用。

二、当代我国各级各类教育的改革措施和成效

（一）学前教育的改革措施和成效

学前教育是中国教育事业的重要组成部分，是主要针对6岁前儿童开展的幼儿教育。其形式在城市以幼儿园为主，有三年制的，也有一年制、两年制或四年制的；有全日制的，也有半日制、寄宿制、计时制的。在农村则以学前幼儿班为主要形式，另外还有季节性幼儿园。除正规教育机构外，还有"幼儿活动站""游戏小组""巡回辅导站""大篷车"等灵活多样的非正规教育形式。目前中国学前教育按照国家、集体、公民、个人一起办，多渠道、多形式发展的方针进行。

2010年，《国家中长期教育改革和发展规划纲要（2010—2020年）》《国务院关于当前发展学前教育的若干意见》两个重要文件，对学前教育的改革与发展进行了系统设计、全面部署和逐步推进。2018年，《中共中央 国务院关于学前教育深化改革规范发展的若干意

见》（简称《若干意见》）发布，2021年，教育部等九部门印发《"十四五"学前教育发展提升行动计划》。以上一系列重要部署出台，为新时代学前教育的深化改革完善发展提出了清晰的目标和发展意见。

1.学前教育改革的主要措施

（1）进一步明确学前教育的性质定位和发展目标。学前教育是终身学习的开端，是国民教育体系的重要组成部分，是重要的社会公益事业，关系亿万儿童的健康成长，关系千家万户的切身利益，关系国家和民族的未来。为此，国家提出"基本普及学前教育"的战略目标，这是国家在普及九年义务教育之后作出的一个重大决策，开启了幼教事业发展的新征程。

（2）扩大幼教资源，破解"入园难"困境。2010年12月，国务院专门召开全国学前教育工作电视电话会议，明确未来三年学前教育发展目标和建设任务，并将其纳入为民办实事的重要工程。全国31个省（区、市）2800多个县均编制完成了学前教育三年行动计划，并采取有力措施分步落实。2017年开始实施第三个三年行动计划重点解决农村地区的学前教育发展问题。下一步，教育部将以实施"十四五"学前教育发展提升行动计划为重要抓手，到2025年实现全国学前三年毛入园率达到90%，普惠性幼儿园覆盖率达到85%，健全覆盖城乡、布局合理的学前教育公共服务体系。

（3）加大学前教育经费投入，并向贫困地区倾斜。国家积极支持中西部农村地区、少数民族地区和边疆地区发展幼儿教育。要求地方政府在加大投入时也将重点放到边远贫困地区和少数民族地区。同时，建立资助制度，资助家庭经济困难儿童、孤儿和残疾儿童接受普惠性幼儿教育。

（4）加强幼教师资队伍建设，配足配齐幼儿园教职工，健全幼儿园教师资格准入制度和培养培训体系，不断提高幼儿园教师队伍的整体素质，通过教师队伍的提质增效推动幼教事业的跨越性发展。

2.学前教育改革的主要成效　经过一系列大刀阔斧的改革，我国学前教育事业焕然一新。

（1）国家高度重视学前教育事业的发展。针对以往幼教经费投入未能有效促进教育公平的问题，中央财政决定设立专项经费，重点支持四大类七个幼教项目：支持中西部农村改建、扩建幼儿园；建山区巡回支教试点；设立"奖补资金"，扶持提供普惠性服务、招收农民工子女的民办幼儿园和城市集体、企事业单位办园；实施中西部农村幼儿教师国家级培训计划；建立贫困儿童、孤儿和残疾儿童的幼儿教育资助制度等。中央财政设立专项资金直接支持学前教育，它既强调政府在学前教育中的责任，学前教育是政府向人民提供的公共服务之一，又有力地促进了教育"起点公平"，突出体现公共财政"扶弱保底"的基本职能。在中华人民共和国的历史上实属首次，意义非凡。

2011—2021年中央财政累计安排支持学前教育发展资金1730亿元，带动地方加大投入力度，加快推进学前教育事业发展。经过中央与地方共同努力，全国学前教育三年毛入园率由2010年的56.6%提高到2021年的88.1%，普惠性幼儿园覆盖率达到87.78%。

（2）幼教资源供给更为充分，基本解决"入园难""入园贵"等问题。目前，各地三年行动计划已经初见成效，"入园难"问题初步得到缓解。1978年，我国学前教育毛入园率仅为10.6%。到2021年，全国共有幼儿园29.48万所（其中，普惠性幼儿园24.47万所，占全国幼儿园的比例83.00%），在园幼儿4805.21万人，学前教育毛入园率88.1%。

（3）切实提高学前教育教师队伍整体素质。1978年，我国幼儿园教职工46.9万人，专任教师27.8万人。改革开放以来，幼儿园教职工数量总体上呈逐渐增加的趋势，但中间有起伏。自2010年以来，"学前教育三年行动计划"已经实施到第三期。这期间，幼儿园专任教师队伍迅速壮大，专业水平也逐渐提高。2010年全国幼儿园专任教师114.42万人，2013年达到166.35万人，短短3年增加了约45.4%。2010年至2013年，专任教师中专科以上学历占比也由60.3%增为68.1%。随后几年里，师资队伍水平和质量继续稳步提高。2021年，全国幼儿园专任教师319.10万人，专任教师中专科以上学历比例87.60%。

（4）学前教育管理规范性提高，保教质量稳步攀升。2016年，教育部颁布了新修订的《幼儿园工作规程》；2018年，国务院《中共中央 国务院关于学前教育深化改革规范发展的若干意见》提出，一是坚持立德树人的教育方针，遵循幼儿身心发展特点和规律，实施德、智、体、美诸方面全面发展的教育。二是强化安全管理，明确要求幼儿园要建立健全设备设施、食品药品以及与幼儿活动相关的各项安全防护和检查制度，建立安全责任制和应急预案。三是规范办园行为，对幼儿园的学制、办园规模、经费、资产、信息等方面的管理提出了明确要求。四是完善幼儿园内部管理机制，强化家长委员会的职能作用，强调幼儿园应当建立教研制度，研究解决教师在保教工作中遇到的实际问题。五是加大对违法违规办园行为的惩治力度，推进学前教育走上依法办园、依法治教的轨道，保障幼儿身心健康成长。

（二）中小学教育的改革措施和成效

中小学教育的改革与发展，对中国整个教育事业的改革与发展起到了奠基性的作用，也对整个中国社会的发展起到了不可忽略的促进作用。

1.中小学教育改革的主要措施 近年来中小学教育领域的改革举措是非常全面的，涉及课程、教学、评价、教师等多个方面。

（1）课程改革 2001年发布的《基础教育课程改革纲要（试行）》标志着中国中小学新一轮课程改革的开启。这次课程改革是近十几年以来中小学教育改革的核心，涵盖的内容相当全面。这次课程改革提出了一系列新的课程基本理念，正式形成三级课程决策体制，即国家层次、地方层次、学校层次的课程决策，大力提倡校本课程开发，实现学生学习方式的转变，在转变中，特别强调研究性学习、合作学习、体验学习等。

2014年，《教育部关于全面深化课程改革落实立德树人根本任务的意见》明确提出注重学生核心素养的发展。这个新阶段课程改革的聚焦点有：第一，注重学生在素质全面发展的基础上实现个性化的发展，因此，注重建设全面而多元化、多样化的课程体系，其中，校本课程日益发展；第二，课程编制特别注重基于学习，注重以学习为中心，按照学习的规律和思路来编制课程，过去以教为中心的学习材料目前正在转变为以学习为中心；第三，在学习方式上，特别注重学生的自主学习、个性化学习、研究学习等，以有效地培养学生多方面的能力。

（2）教学改革　与课程改革最直接相关的是教学改革。中国长期以来一直注重教学改革，近几年来，教学改革更加全面和深化，主要可以分为四种类型。第一类教学改革是国内产生的教学体系或教学模式。例如，叶澜教授主持的"新基础教育"中的教学改革、朱永新教授等人创立的新教育实验中的教学改革、熊川武教授的"自然分材教学"、郭思乐教授的"生本教育"中的教学改革等。第二类教学改革是学习国外的教学体系或教学模式。比如，学习国外的任务型教学法、分层教学法等。第三类教学改革是形成一些新的教学体系、教学法或教学模式。例如，上海市教委创建了以立德树人、创新实践为标志的数学课程体系，形成了以教学方式变革为标志的数学教学体系，重视数学基础和能力发展，强调"知识建构"与"问题解决"相结合，从组织方式、认知方式和活动方式等方面变革课堂教学方式，形成海派文化的数学课堂。该项目还于2018年获得基础教育国家级教学成果特等奖。第四类教学改革是为适应新高考的要求而进行的新的教学改革。2015年前后，我国各地相继出台新高考政策，与之相适应的教学改革之一就是实行选科的"走班制"教学。

（3）教育评价改革　近年来，我国中小学教育评价改革的内容主要有以下几项。

第一，既进行学业水平考试的改革，又推行综合素质评价。如普通高中学业水平考试分为合格性考试和选择性考试两种类型。合格性考试成绩是普通高中学生毕业的主要依据，它覆盖国家课程方案规定的所有学习科目。选择性考试成绩计入普通高校统一考试招生录取的考生总成绩，是普通高校招生录取的重要依据。综合素质评价一般分为七个维度（不同的地区或学校结构略有差异），分别是"道德品质""公民素养""学习能力""交流合作与实践创新""运动与健康""审美""表现能力"。七个维度又分别被分为若干个项目。等级分别为A（优秀）、B（良好）、C（一般）、D（较差），或者给予评分，是与学业水平考试相对的一个评价领域。

第二，注重学习过程的评价。近年来，我国中小学日益注重真实性评价。真实性评价的范围较广，其中，我国中小学特别注重的真实性评价有表现性评价和档案袋评价（或称成长记录袋、代表作选辑评价等）。

第三，开展全国范围的基础教育质量综合评价与监测。2021年，教育部发布《2020年国家义务教育质量监测——德育状况监测结果报告》。报告显示，活动以调查问卷形式，对全国五、九年级的学生进行检测，重点测查学生的价值观状况、学生行为规范的日常表现状况、学生对国情常识和中华优秀传统文化的了解状况、学生的法律素养状况。

第四，设计新高考改革方案。高考对于中小学教育实践及其质量、对于高等教育与基础教育的衔接所起的作用巨大。2014年，《国务院关于深化考试招生制度改革的实施意见》印发，两种模式高考出台。第一种高考模式是技术技能人才的高考，考试内容为技能加文化知识；第二种高考模式就是现在的高考，学术型人才的高考。技能型人才的高考和学术型人才的高考分开。技术技能型有三种人，第一类是工程师，第二类是高级技工，第三类是高素质劳动者。此后，全国各地陆续研制了新一轮的高考改革方案和政策。新高考改革主要体现在学生的选科和录取形式上，不再分文理科，而是6科选3科，再加上语数外，简称"3+3模式"。

（4）教师教育改革　教师教育改革不仅是中小学教育改革与发展的关键，而且是增进教师本身成功与幸福的必由之路。因此，近年来，我国特别注重中小学教师教育改革与发展，其中比较重要的有以下几方面：第一，研制、颁布和实施教师教育标准。2012年，教育部印发《中学教师专业标准（试行）》《小学教师专业标准（试行）》，并较快地实施。第二，开展师范教育的全面改革。2017年10月，教育部发布了《普通高等学校师范类专业认证实施办法（暂行）》，提出专业认证以"学生中心、产出导向、持续改进"为基本理念。第三，改革中小学教师准入、任用与考核制度。包括教师资格证的全国统一考试；中小学教师的职称逐渐过渡到统一为初级、中级、高级三级以及正高级；教师流动、城乡学校教师任用的逐渐均衡化、公立学校与私立学校教师任用之间的互相促进等。第四，大力加强教师的在职培训。近年来的主要形式有新教师基本教学规范之类的培训、师徒制式的培训、校本教研式的培训、相关专业等方面的人士来校为教师做讲座、到进修学院或高校进修、通过系统化学习提升学历层次的教师教育、教育改革培训、国家层级的骨干教师培训计划，即"国培计划"，等。特别是2022年，教育部等八部门出台《新时代基础教育强师计划》，提出到2025年，建成一批国家师范教育基地，形成一批可复制可推广的教师队伍建设改革经验，培养一批硕士层次中小学教师和教育领军人才，并实施中西部欠发达地区优秀教师定向培养计划。

（5）学生课业负担相关改革　2021年7月，中共中央办公厅、国务院办公厅《关于进一步减轻义务教育阶段学生作业负担和校外培训负担的意见》，旨在进一步减轻义务教育阶段学生作业负担和校外培训负担，提升学校课后服务水平，满足学生多样化需求，全面规范校外培训行为，确保学生在校内学足学好，提升育人质量。改变社会上存在的教育功利化、短视，引导教育工作不断向提升学生综合素质方面发展，也减轻家长的经济压力和教育焦虑。

2.中小学教育改革的主要成效 基础教育是我国在校学生人数最多的一个学段，在国计民生中占有举足轻重的重要地位，其改革发展成就惠及千家万户。

（1）义务教育主要成效

第一，义务教育普及率和巩固率不断提高。1980年，《中共中央、国务院关于普及小学教育若干问题的决定》明确提出"在80年代，全国应基本实现普及小学教育的历史任务"。1992年，党的十四大提出到20世末基本实现普及九年制义务教育的战略目标，《中国教育改革和发展纲要》（1993年）再次强调了于20世纪末实现"普九"的目标。2000年，我国实现了"普九"的目标，扫除青壮年文盲。2011年底，我国全面完成普及九年义务教育和扫除青壮年文盲的战略任务。截至2021年底，全国小学净入学率从99.85%提高到99.9%以上，初中阶段毛入学率始终保持在100%。

第二，义务教育均衡发展。进入21世纪以来，均衡和公平发展成为我国义务教育的重点。首先，努力让人人有学上。截至2021年底，学生资助政策体系覆盖全学段，十八大后的十年来累计资助学生近13亿人次。全国2895个县全部实现义务教育基本均衡，99.8%的中小学校办学条件达到"20条"底线要求，学校面貌有了根本改观，形成城乡义务教育均衡和一体化发展新局面。义务教育阶段建档立卡脱贫家庭学生辍学实现动态清零，特别是原深度贫困地区以前所未有力度狠抓控辍保学，如四川凉山州劝返了6万余名辍学学生，确保一个都不能少。部门联动持续开展"留守儿童关爱专项行动"，建成3840个农村留守儿童关爱室，实现省扶贫重点村全覆盖。健全以居住证为主要依据、以流入地和公办学校为主的随迁子女就学保障政策，随迁子女在公办学校就读或通过政府购买学位安置率达到92%。保障残疾儿童受教育权益，实现了30万人口以上的县（市）特教学校全覆盖，出台特殊教育部（班）设置指导标准，打通普通学校和医疗康复机构协同实施特殊教育渠道，残疾儿童少年义务教育入学率达到99.4%。截至2021年，全国共有特殊教育在校生92.0万人，比2012年增加54.1万人，增长142.8%。

第三，不同的学科均衡发展。2020年10月15日，中共中央办公厅、国务院办公厅《关于全面加强和改进新时代学校美育工作的意见》出台，要求义务教育阶段开齐开足以艺术课程为主体的美育课，主要包括音乐、美术、书法、舞蹈、戏剧、戏曲、影视等课程，并将音乐、艺术全面纳入中考改革。

第四，教育资源调配更加平衡。十八大以来，义务教育阶段公办学校的集团化办学，使先进学校的教育思想、管理理念与办学经验、优质教育资源广泛传播，吸引了众多片内学生的"回流"，极大抑制了择校热的持续升温。

（2）高中阶段教育主要成效 从1993年《中国教育改革和发展纲要》开始，普通高中教育开始受到重视并发展。2000年"普九"任务完成之后，大量的初中毕业生对高中教育有着更大的需求，经济的持续快速增长也需要更多的技术人员和专业人才。2010年后，普通高中教育政策的侧重点是加速普及。在此期间，国家颁布的教育政策中，与普通高中教育相关的有《教育规划纲要》《教育部关于进一步推进高中阶段学校考试招生制度改革的指导意见》《高中阶段教育普及攻坚计划（2017—2020年）》《普通高中课程方案和语文等学科课程标准》《深度贫困地区教育脱贫攻坚实施方案（2018—2020年）》等。在这一系列政策中，对普通高中教育提出"推动多样化发展"的目标，对高中教育进行了明确定位，进一步规范了普通高中的发展，对普通高中的部分课程做了新的规定，并加强贫困地区高中教育的普及。

（三）高等教育改革的主要措施和成效

1.高等教育改革的主要措施

（1）高等教育扩招，从精英教育走向大众教育。自1999年始，我国高等教育连年大幅扩招，拉开了普通高等学校扩招的序幕。

（2）建设高质量大学，重视人才培养。2015年国家提出"双一流"建设工程，也就是建设世界一流大学和一流学科，是中国高等教育领域继"211工程""985工程"之后的又一国家战略。2012年的《教育部关于全面提高高等教育质量的若干意见》把人才培养作为提高质量的首要工作。强调要重新认识高校的根本任务是培养人，进一步树立以人才培养为中心的理念，把人才培养质量作为衡量办学水平的最主要标准；进一步树立以适应经济社会发展和国家战略需求为检验标准的理念，把社会评价作为衡量人才培养质量的重要指标；进一步树立以学生为本的理念，把一切为了学生健康成长作为教育工作的首要追求。提高人才培养质量的系列具体举措也相继出台。2015年，《国务院办公厅关于深化高等学校创新创业教育改革的实施意见》出台，为国家实施创新驱动发展战略、促进经济提质增效升级、推进高等教育综合改革、促进高校毕业生更高质量创业就业开辟新路径。

（3）促进高等教育公平方面的改革。近年来，国家不断在高等教育区域发展不平衡方面放大招。一是增加中西部地区重点大学整体数量与比例，并吸引国内一流大学在中西部地区设立分校，构建起教育资源的合理流动渠道，缩小高等教育的区域差距。二是加大中西部地区高等教育经费投入，特别是高校信息化建设的投入，实现教育资源的跨地区交流，实现优质教育资源的充分共享与高效利用，以此弥补中西部地区高校在优质教育资源方面的先天不足。三是优化区域师资队伍建设，加强中西部地区高校人才引进和中西部地区高校教师的培养与交流力度。四是实施"对口支援西部地区高等学校计划"，创新对口支援模式，采用"名校牵头、多校参与、团队支援"的方式，全方面提高中西部高校学科建设、人才培养水平和学校的综合办学实力。另一方面，国家又针对城乡学生高等教育入学比例不均衡，低收入家庭、残疾人接受高等教育比例不够高等问题进行改革，着力缩小城乡孩子接受高等教育的比率差距，给低收入家庭学子、残疾人提供更多接受高等教育的机会。

（4）加大高等教育经费投入。高等教育的经费投入，直接决定高校办学条件能否改善、办学质量能否有效提高。自1999年扩招始，我国高等教育投入连年持续增加。2010年，《国家中长期教育改革和发展规划纲要（2010—2020年)》要求，到2012年实现国家财政性教育经费占国内生产总值4%的目标，因此自2010年以来，财政性高等教育经费投入增幅显著。到2021年，全国普通高等学校学生人均一般公共预算教育经费为22586.42元，增长最快的是青海省（28.88%），为我国高等教育事业发展提供雄厚的物质保障。

2.高等教育改革的主要成效 我国当代高等教育的改革和发展，凝聚了无数教育工作者的心血，见证了党为中华民族谋复兴、为中国人民谋幸福的初心，取得了举世瞩目的重大成就。

（1）我国已建成世界最大规模高等教育体系。2012年，我国高等教育在学总规模为3325万人，毛入学率为30.0%。十八大后的十年里，高等教育的发展从"211""985"到"双一流"，中国高校迎来了新的发展高峰。根据教育部发布的《全国高等学校名单》，截至2022年5月31日，我国高等学校达到3013所，相较2012年的2442所，增加了571所，增长率为23.4%。各种形式的高等教育在学总规模4430万人，比上年增加247万人。高等教育毛入学率57.8%。其中：普通高等学校2759所，含本科院校1270所、高职（专科）院校1489所。中国建成世界规模最大的高等教育体系。量质齐升之下，中国高校正从"规模最大"迈步走向"高质量增长"。

（2）我国高校教育质量不断提升。第一，教育理念引领教育提质增效。当前，创新的理念已经成为高等教育界的普遍共识，创新人才的培养正在成为中国高等教育领域的一场集体行动。新文科、新工科、新农科与新医科以及一流专业建设等，正在成为教育优先发展的新平台以及创新人才成长的新平台。中国的高等教育正在成为国家创新发展战略的重要支撑力量。第二，培养出更多高层次人才。2021年全国共有在学研究生333.2万人，比2012年增加了近1倍，其中，在学博士研究生50.9万人；"双一流"建设高校在学研究生195.4万人，占全国的58.7%。聚焦国家重大战略需求，"强基计划"累计招收1.8万余人，基础学科拔尖人才培养计划累计吸引1万余名优秀学生投身基础学科。第三，高校服务国家重大战略能力的持续增强。截至2022年5月，我国高校获得了60%以上的国家科技三大奖励，全国60%以上的基础研究、80%以上的国家自然科学基金项目由高校承担，高校为高铁、核电、生物育种、疫苗研发、国防军工等重点领域提供了关键技术，参与研制超级计算机、北斗卫星导航系统、神舟系列等国家利器，支撑引领文化强国、人才强国、体育强国、健康中国、美丽中国、平安中国建设。第四，高校创新创业教育优化升级。根据教育部介绍，截至2022年5月，全国高校开设创新创业教育专门课程3万余门、在线开放课程1.1万余门，聘请17.4万名行业优秀人才担任创新创业专兼职教师，超过1000所高校的139万名大学生参加"国家级大学生创新创业训练计划"。成功举办7届中国国际"互联网+"大学生创新创业大赛，累计吸引五大洲120多个国家和地区的603万个团队、2533万名大学生参赛，大赛累计直接创造就业岗位数75万个，间接提供就业岗位516万个，推动形成了新的人才培养观和质量观。

（3）高等教育公平持续推进，人民幸福感获得感不断增强。第一，截至2015年5月，已有100所高校帮扶了75所高校，全面覆盖西部各省区市和新疆生产建设兵团。2019年起，东部高等学校又加入到支持中西部14所高等学校发展的事业中去。第二，研究生教育实现了56个民族全覆盖。自2012年起，先后实施"国家农村贫困地区定向招生""部属高校农村学生单独招生"和"地方重点高校招收农村学生""支援中西部地区招生协作计划"等专项计划，畅通农村和贫困地区、西部欠发达地区学生纵向流动渠道。第三，农村和贫困地区学生上重点高校人数大幅提升，农村户籍大学生招生占比超过60%，千万农民家庭有了第一代大学生。第四，健全了从本专科到研究生教育的家庭经济困难学生资助政策体系。本专科教育方面，形成了奖、贷、助、补、减和勤工助学相结合的资助政策体系。第五，扩大残疾人接受高等教育机会。在国家高考中为盲人考生印制专门试卷，在硕士研究生招生考试中实行残疾学生单考单招，专门设立残疾人中医专业硕士学位，为更多残疾人提供了进入高一级学校学习深造的机会。

（4）极大地提升了我国高等教育在国际社会中的地位。改革开放以来，特别是进入新世纪以来，中国高等教育国际化进程实现了跨越性的发展。目前，我国已经成为世界第三、亚洲第一的留学生接收国，我国高等教育竞争力日益增强，境外办学能力有了突破，对外文化传播影响力日益增强，部分学科在全球学科排名中不断攀升。短短数十年的时光，我国高等教育实现了从无到有，由弱变强的伟大蜕变。

（四）职业教育改革的主要措施和成效

1.职业教育改革的主要措施

（1）不断加强职业教育基础能力建设的若干做法。第一，2004年，国家开始实施的"职业教育实训基地建设项目"，国家用十年时间，建设了数千个实训室。第二，2005年开始实施中等职业教育基础能力建设规划。国家重点扶持建设1000个县级职教中心，使其成为人力资源开发、农村劳动力转移培训、技术培训与推广、扶贫开发和普及高中阶段教育的重要基地。第三，2006年，"国家示范性高等职业院校建设计划"启动，入选100所高职院校，国家重点投入建设409个专业，整体投入超过百亿。第四，国家设立现代职业教育质量提升计划专项资金，改善职业学校办学硬件，配齐图书和实验仪器设备、校舍和实验实训中心，加强"双师型"专任教师培养培训，优化教师队伍人员结构。

（2）努力提高教育质量的相关措施。第一，改进德育课程，开发人文素养教育系列教材，连续13年举办"文明风采"竞赛活动，推进文化育人。第二，确定了"专业目录"的动态调整机制，高职规定每5年修订一次，每年增补一次专业；中职规定定期修订。现有目录内高职专业779个、中职专业367个。第三，不断提高生源质量。根据2019年国务院印发的《国家职业教育改革实施方案的通知》，建立"职教高考"制度，完善"文化素质+职业技能"的考试招生办法，提高生源质量，为学生接受高等职业教育提供多种入学方式和学习方式。第四，允许有条件的专科层次职业院校升格为本科层次职业院校。第五，规范管理本科层次职业院校专业设置。2021年初，教育部印发《本科层次职业教育专业设置管理办法（试行）》，进一步规范和完善本科层次职业教育专业设置管理，引导高校依法依规设置专业。第六，加快发展职业教育信息化，以信息化促进职业教育的现代化。第八，全面提升学生职业技能。2019年，国家先后出台《职业技能提升行动方案（2019—2021年）》《职业院校全面开展职业培训促进就业创业行动计划》，启动"1+X"证书制度试点（"1"为学历证书，"X"为若干职业技能等级证书）。2022年，教育部发布工作要点，明确强调要增强职业教育适应性，其中着重提到要"推进岗课赛证综合育人"（即岗位、课程、竞赛、证书）。

（3）深化产教融合与校企合作。十八大以后，党和国家着眼经济社会发展的大局，不断深化职业学校与企业的合作。2017年底，国家出台《关于深化产教融合的若干意见》，着力"促进教育链、人才链与产业链、创新链有机衔接"，"全面提高教育质量、扩大就业创业、推进经济转型升级、培育经济发展新动能"。2018年，教育部等六部门印发《职业学校校企合作促进办法》，细化了国家在支持校企合作方面的具体措施和模式。2019年，国家发改委、教育部印发《建设产教融合型企业实施办法（试行）》，提出建设产教融合型企业，加强政府引导、强化企业主导，将"渴求人才"的社会共识转化为"投资于人"的现实行动。2022年，《教育部办公厅关于进一步加强全国职业院校教师教学创新团队建设的通知》发布，强调职业院校教师教学创新团队"要将行业企业融入建设周期，全过程参与人才培养方案制订、课程体系重构、模块化教学设计实施等。要适应产业转型升级和经济高质量发展，按照职业岗位（群）能力要求和相关职业标准，不断开发和完善课程标准。要打破原有的专业课程体系框架，基于职业工作过程重构。要积极将职业技能等级标准，行业企业新技术、新工艺、新规范和优质课程等资源纳入专业课程教学"。该通知的发布，又为职业院校教师深度融入产教融合办学模式提供重要指引。

（4）"双师型"教师队伍建设。2013年教育部颁布的《中等职业学校教师专业标准（试行）》，为中等职业学校教师培养、准入、培训、考核等工作的基本依据。2014年，《国务院关于加快发展现代职业教育的决定》提出"落实教师企业实践制度"的任务要求，教育部会同国务院、国资委等相关部门研制了《职业学校教师企业实践规定（试行）》，对职业教育教师到企业实践的内容与形式、组织与实施、条件保障、考核与奖惩等做出了规定。2022年发布的《教育部办公厅关于进一步加强全国职业院校教师教学创新团队建设的通知》，突出创新团队建设要打破学科教学传统模式，把模块化教学作为重要内容，探索创新项目式教学、情境式教学。2022年11月，为贯彻党的二十大精神，《教育部办公厅关于做好职业教育"双师型"教师认定工作的通知》，加快推进职业教育"双师型"教师队伍高质量建设。

（5）关注教育公平。2007年印发的《国务院关于建立健全普通本科高校高等职业学校和中等职业学校家庭经济困难学生资助政策体系的意见》，提出职业教育建立以国家助学金、免学费为主，以校内奖金、学生工学结合、顶岗实习、学校减免学费为辅的资助政策体系，明确把职业学校学生资助政策纳入国家家庭经济困难学生资助政策体系，并在安排上实行重点倾斜。2016年12月，财政部、教育部、人力资源和社会保障部发布《中等职业学校免学费补助资金管理办法》，从此全国范围内各种公办和民办的中职学校在校生都可以享受"免学费"政策。中等职业教育资助政策的实施，为家庭经济困难学生提供了有力帮助。2019年4月，国务院常务会议通过了《高职扩招专项工作实施方案》，提出高职院校扩招100万人。此次扩招主要生源对象是农民工、退役军人、下岗职工、新型职业农民4类人员，此举扩大了我国高等职业教育的群体，涵盖了全体国民不同年龄阶段、不同职业人群，促进了职业教育的广泛性、全面性和公平性。

（6）扩大区域合作和国际交流。东西部、城乡联合招生合作办学规模继续扩大，联合招生规模达到30万人。职业学校的国际合作与交流活动呈现频繁态势。国家、省级和职业学校层面通过政策对话、合作办学、学生交流、教师交流与培训、合作研究及一般性的交流与访问等途径，与30多个国家建立了国际合作与交流关系。2015年，教育部印发《高等职业教育创新发展行动计划（2015—2018年）》，要求各地高职院校配合"走出去"企业面向当地员工开展技术技能培训和学历职业教育。在境外设立的"鲁班工坊""丝绸学院"等办学机构，已经成为职业教育国际交流合作新品牌。

2.职业教育改革的主要成效

（1）突出职业教育在教育体系中的位置。进入新时代，2021年4月，全国职业教育大会在京召开。这是中华人民共和国成立以来，召开的第一次全国职业教育大会，充分体现了以习近平同志为核心的党中央对职业教育工作的高度重视，凸显了职业教育在国家人才培养体系中的基础性作用，是我国职业教育发展史上的重要里程碑。2021年10月，国家发布《关于推动现代职业教育高质量发展的意见》，提出加快构建现代职业教育体系，建设技能型社会，弘扬工匠精神，为全面建设社会主义现代化国家提供有力人才和技能支撑。

2022年5月1日，全国人大常委会修订的《中华人民共和国职业教育法》正式实施，明确提出职业教育是与普通教育具有同等重要地位的教育类型。2022年10月，党的二十大报告强调，统筹职业教育、高等教育、继续教育协同创新，推进职普融通、产教融合、科教融汇，优化职业教育类型定位。同时，报告把大国工匠和高技能人才纳入国家战略人才力量。推动职业教育迈上高质量发展的历史新征程。

（2）不断提高职业学校的办学规模和层次。第一，"百万扩招"计划顺利推进。截至2022年5月，高职三年扩招413万人，2021年高职（专科）招生达到552.6万人，是十年前的1.8倍。第二，职业院校在校人数不断增加。2021年高职学校招生557万人，相当于十年前的1.8倍；中职学校（不含技工学校）招生489万人，招生规模平稳回升。第三，办学层次不断提高。2019年，《国家职业教育改革实施方案》印发，打破了职业教育专科学历的"天花板"，批准设置32所职业本科高校，前身为南京工业职业技术学院的南京工业职业技术大学成为我国第一所公办职业本科高校。截至2021年底，我国本科层次职业学校有32所，招生4.14万人，在校生12.93万人，比2020年增加5.59万人，增长76.18%。

（3）高质量推进产教融合办学。经过一系列政策的密集出台，开展现代学徒制、产教融合型城市等一系列试点，建立健全政府主导、行业指导、企业参与的办学机制，鼓励行业企业全面参与教育教学各个环节，推进产教融合、校企一体办学，促进专业与产业、企业、岗位对接。

（4）有力推动教育公平。中等职业学校学生90%来自农村以及城市经济困难家庭，家庭收入普遍较低，教育支付能力相对较弱，许多农村以及城市家庭经济困难初中毕业生无法继续就学。以国家助学金和免学费为主的中职学生资助政策的实施，为这些学生接受高中阶段教育、圆继续读书之梦提供了有效保障，极大地改变了中职学校学生的就学、生活状况。不少因家庭经济困难而失学者或已外出打工的青年重返学校，接受中等职业教育，充分体现了资助政策的扶贫助困的初衷。中职免学费政策的实施是中国继义务教育免费以后的第二项免费政策，将为广大农村学生改变命运、享有平等接受教育权利提供更加有力的保障；让那些暂时处于困难状态的学生，燃起对幸福生活的希望，也必将极大地促进教育公平和社会公平。

（5）极大促进我国职业教育"走出去"，提高国际影响力。2017年，329所高职院校在国（境）外与"一带一路"沿线国家开展了351项国际合作；在国内面向"一带一路"沿线国家学生开展学历教育近6000人、培训超10万人次，成为服务"一带一路"倡议的生力军。2021年，国家《关于推动现代职业教育高质量发展的意见》出台，提出"探索'中文+职业技能'的国际化发展模式。服务国际产能合作，推动职业学校跟随中国企业走出去。完善'鲁班工坊'建设标准，拓展办学内涵"等要求。从2016年在泰国设立第一个"鲁班工坊"以来，目前在全球19个国家已有25家"鲁班工坊"。埃及、埃塞俄比亚、印度、巴基斯坦、泰国、葡萄牙以及中亚国家，到处都可以找到"鲁班工坊"的身影。

目前，职业教育已经成为我国高素质技能人才的重要来源，为构建合理教育结构、推动经济发展方式转变、缓解就业结构性矛盾提供了有力支撑。

第三节　当代中国教育的发展趋势

一、互联网、人工智能与教育深度融合趋势

我们正处在互联网、人工智能几乎改变一切的时代，现代技术的创新使传统的商业模式、金融体系和生产方式脱胎换骨。据报道，截至2022年12月，我国网民规模达10.67亿，互联网普及率达75.6%。2022年，国家《"十四五"数字经济发展规划》颁布了教育数字化战略布局，其中5G、大数据、人工智能、云计算、虚拟现实等技术推动教育新一轮基础设施开发发展，国家对教育信息化的投入不断增加，教育数字化转型全面加快，教育开始步入技术与应用场景深度融合创新的智能时代。

事实上，20世纪60年代计算机开始出现时，信息技术在教育领域的应用不断向纵深推进。

第一阶段是工具和技术的变化，如电化教学、多媒体教室等都是这个水平。

第二阶段是教学模式的变革，如慕课、翻转课堂、异地同步教学、在线离线混合式教学等，多种教学模式将推动传统课程走上信息化的快车。

第三阶段将是学校教育形态的深刻变革。现代学校制度是伴随着大工业时代而产生的，其中学校占据着教育资源的主要提供者的地位。但随着经济社会的发展、科技的进步，学校教育开始受到严峻的挑战。在校外，许多课外学习机构、许多网络教育机构和许多新型学习媒体，都在迅速崛起。在校内，来自校内的变革也在世界范围内发生。无论是美国斯坦福网络高中的全网课程学习，还是澳大利亚悉尼学习创新中心的"超级课堂"，无论是被称为"世界第一所旅游高中"的思考全球学校（Think Global School），还是北京大学附属的探月学院，挣脱传统的学校课程、班级、学期束缚的新教学方法似乎已经出现了。例如，在北京大学附中的探月学院，学生没有固定的语文、数学、英语或化学课，也没有固定的课表或课时。取而代之的是，他们可以随时随地拿出自己的电脑，登录学院开发的个性化学习系统，在线完成所有学科课程的学习。这些课程不仅把所有高中阶段的知识，还把大学专业的知识联结在一起，帮助每个学生有深度的发展。

截至2022年2月底，我国在线慕课数超过5.25万门，注册用户达3.7亿人，已有3.3亿

多在校大学生获得慕课学分，慕课数和应用规模居世界第一。构建"国家高等教育智能教育平台"，发起组建世界慕课和在线教育联盟，成为积极引领世界高等教育未来发展"变轨赶超"的战略一手、关键一手。

基于互联网、人工智能与教学深度融合的发展趋势，教师的数字化能力已成为教师教学胜任能力的必备素质。2022年12月，教育部就《教师数字素养教育行业标准的通知》提出，"教师数字素养"是指阐述了"教师恰当利用数字技术获取、加工、使用、管理和评价数字信息和资源，发现、分析和解决教育教学问题，为优化、创新和变革教育教学活动所具有的意识、能力和责任"。同时给出了教师数字素养的框架，规定了数字化意识、数字技术知识与技能、数字化应用、数字社会责任、专业发展五个维度的要求。事实证明，在互联网、人工智能时代，教与学会产生革命性的变化和进步。

二、符合人民对更好生活向往的发展趋势

改革开放以来，我国一直在探索中国特色社会主义教育的发展道路。由于经济社会发展不平衡，城乡、东部和中西部、重点和普通之间的教育差距越来越大。国家坚持社会主义办学方向，制定科学的教育政策，不断提高教育公平性。

2004年，国家启动西部地区"双基"攻坚计划，在几年内投入100亿元建设8300多所寄宿制学校，基本解决了农村学生入学路途远的问题。2006年起，国家又采用特岗教师聘用等办法补充西部地区农村学校教师。2010年颁布的《国家中长期教育改革与发展规划纲要（2010—2020年）》进一步明确"促进公平"作为教育改革和发展的方针，认为教育公平是社会公平的重要基础。2011年，中央财政决定拨款100亿元推进全国中小学校舍安全工程，每年投入160多亿元实施农村义务教育学生营养改善计划。2012年9月，教育部正式与四川、西藏、甘肃、青海四省（区）人民政府签署义务教育均衡发展备忘录，建立中央和地方政府合作推进机制。

2016年，全国中小学生基本实现电子学籍管理，各级各类学校上网，由5年前的20%左右，增至2019年的94%。6.4万个教育基地实现数字教育资源全覆盖，惠及400多万偏远农村地区儿童。"十三五"期间，特殊教育在校生由2015年的44万人增加到2020年的88万人。残疾儿童义务教育入学率达到95%以上。2020年，5.8万名残疾人学生进入高等学校，每年有1万名残疾人进入大学。全国2717个县（市、区）通过义务教育发展基本均衡监督评价，约占全国总数的92.7%，16个省（区、市）整体通过认定。高考录取率最低的省份与全国平均差距从2010年的15.3个百分点缩小到2017年的4个百分点。上述数据表明，我国教育公平性大幅提高，为促进社会公平奠定了坚实的基础。

人民对美好教育生活的向往与教育发展不平衡之间的矛盾，集中表现在两个方面。一

是期望教育更公平。努力使每一个人都能享受到公平、高质量的教育，加快缩小城乡、地区、学校、集体之间的教育差距，合理配置教育资源，办好每一所学校，把每一个孩子都教好，这就要回应人民群众"上学"的热切期盼，缓解人民群众的"教育不安"，不断冷却择校热、补习热等。二是期望教育更具个性。全面贯彻"立德立人"的教育方针，摒弃片面追求升学率，以分数和成绩作为考核学校、师生唯一标准的做法，注重理想、道德、人格教育，注重探索能力和创新精神的培养，要真正实现应试教育向素质教育的转变。人民群众对教育公平和个性化理想的追求，成为互联网、人工智能等技术革命的浪潮和教育变革的力量，推动着我国未来教育的发展。

三、教育国际化与教育资源全球配置趋势

改革开放以来，我国教育国际合作交流日益深入，"走出去"和"引进来"步伐不断加快。在"外出"方面，我国已成为世界上最大的留学生生源国。2020年，我国海外留学生66.21万人，其中自费留学生59.63万人，国家和单位公派6.58万人，留学人数达到历史最高，海外留学生年龄也呈下降趋势。在高等教育阶段，对外合作越来越多，越来越频繁，特别是更多的科研人员到国际科研机构进行研究。此外，世界孔子学院数量的增长也非常迅速，教育在国际文化交流中的作用发挥得更多。同时，"引进"的开放度也进一步提高。我国已成为亚洲最大的留学目的地。2016年，来自205个国家和地区的44.2万人次留学生在中国学习。在中国的大学和科学研究机关就职的海外专家和学者也在增加。截至2016年，中外合作办学机构和项目达2480多个，29个省市730所高校举办中外合作办学项目，约占全国高校的三分之一。世界顶级大学纷纷在中国设立分校。例如西交利物浦大学、宁波诺丁汉大学、昆山杜克大学、上海纽约大学等，它们同时引领着其他中外合作大学的建立和发展。

新时代的到来，我们迎来了留学生的"归国热潮"。据统计，2016年留学回国人数达43.25万人。1978年至2016年底，完成学业后选择回国的留学生比例也不断增加，265.11万人在完成学业后选择回国发展，占已完成学业的82.23%。据教育部统计，2012年至2022年的10年间，我国各类海外留学生中有8成以上选择完成学业后回国发展。"回国潮"现象也证明了今天中国发展之快、机会之多。习近平总书记在重要场合多次讨论和深入阐释"构建人类命运共同体"的新理念。从全球共同发展的角度来看，习近平总书记提出了"一带一路"倡议，其中教育是基础工程。我们要进一步加强与"一带一路"国家教育的交流与合作，加强对"一带一路"国家的国情研究。要继续通过孔子学院、来华留学、研究旅游等方式，加强与其他国家的教育交流与合作，特别是在科研项目上的交流与合作。

未来，我国教育将更加国际化，对外开放的力量也将更大。特别是随着互联网和信息技术的发展，世界将成为真正意义上的"地球村"，各国之间的教育交流与合作将更加方便、更广泛、更深入。因此，我们要以更加开放的心态，学习国际先进的教育模式和理念，进一步加强与国际创新特色教育机构的合作，进一步培养具有中国底蕴和国际视野的国际化人才。

重点回顾

重点回顾

目标检测

参考答案

一、选择题

1.《中国教育现代化2035》在实施路径中指出，终身教育战略创新包括（   ）、举措创新、方法创新和路径创新。

　　A.跨度创新　　　　　　　　　　B.思维创新

　　C.理念创新　　　　　　　　　　D.手段创新

2. 2021年《国民经济和社会发展"十四五"规划和2035年远景目标纲要》提出，要"加快构建（   ）、数字化、个性化、终身化"的教育体系。

　　A.网络化　　　　　　　　　　　B.多样化

　　C.信息化　　　　　　　　　　　D.模块化

3.党的二十大报告指出，（   ）、科技、人才是全面建设社会主义现代化国家的基础性、战略性支撑。

　　A.教育　　　　　　　　　　　　B.创新

　　C.经济　　　　　　　　　　　　D.文化

4.近年来，我国教育改革不包含的措施有（   ）。

　　A.国家财政不断加大教育经费的投入

　　B.制定措施促进教育公平

　　C.不断降低民办幼儿园的准入门槛增加幼教资源的供给

　　D.推动教育治理体系和教育治理能力的现代化

5.关于我国高等教育改革发展，以下说法错误的是（   ）。

　　A.我国高等教育服务经济社会发展的能力不断增强

B.我国已成为亚洲非常重要的留学生接收国

C.国家努力提高高等教育资源调配的平衡性

D.当前，我国高等教育处于招生规模高速增长时期

二、思考题

1.党的二十大报告指出"实施科教兴国战略，强化现代化建设人才支撑"。实施科教兴国战略有何深意？

2.如何理解实施科教兴国战略，教育要坚持"为党育人、为国育才"这一重要论断？

参考文献

［1］姜丽静，广少奎.中外教育名著选读［M］.广州：广东教育出版社，2021.

［2］侯怀银.新时期教育史纲［M］.福建：福建教育出版社，2020.

［3］石佩臣.教育学基础理论［M］.北京：教育科学出版社，2018.

［4］孙培青.中国教育史［M］.4版.上海：华东师范大学出版社，2019.

［5］田景正，刘黎明.中外教育名家思想［M］.上海：华东师范大学出版社，2016.

［6］王道俊，郭文安.教育学［M］.7版.北京：人民教育出版社，2016.

［7］袁振国.当代教育学［M］.北京：教育科学出版社，2020.

［8］张宁娟.从追赶到超越——教育跨越式发展之路［M］.上海：华东师范大学出版社，2018.

［9］朱永新.当代中国教育［M］.北京：中国人民大学出版社，2019.

［10］教育学原理编写组.教育学原理［M］.北京：高等教育出版社，2019.